LES

ULCÈRES VÉNÉRIENS

ET LEUR TRAITEMENT

PAR L'ACIDE PYROGALLIQUE

PAR

Henri-Cyrille-Marcellin ANDRIEU,

Docteur en médecine de la Faculté de Paris.

PARIS

A. PARENT, IMPRIMEUR DE LA FACULTÉ DE MÉDECINE

A. DAVY, SUCCESSEUR

29-31, RUE MONSIEUR-LE PRINCE, 29-31

1881

LES

ULCÈRES VÉNÉRIENS

PAR L'ACIDE PYROGALLIQUE

PAR

Henri–Cyrille–Marcellin ANDRIEU,

Docteur en médecine de la Faculté de Paris.

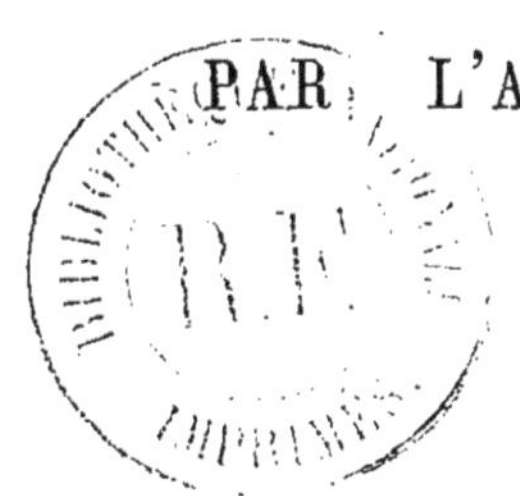

PARIS

A. PARENT, IMPRIMEUR DE LA FACULTÉ DE MÉDECINE

A. DAVY, SUCCESSEUR

29-31, RUE MONSIEUR-LE PRINCE, 29-31

1881

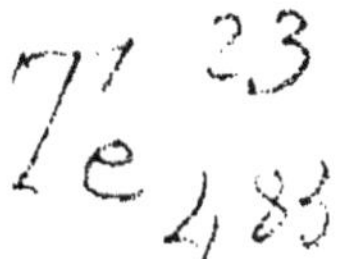

LES

ULCÈRES VÉNÉRIENS

ET LEUR TRAITEMENT

PAR L'ACIDE PYROGALLIQUE

AVANT-PROPOS.

Il m'a semblé que la recrudescence des chancres mous, que l'on observe actuellement dans les hôpitaux, méritait d'appeler à nouveau l'attention sur l'étude de cette maladie.

Les questions théoriques se rattachant à la différence qui existe entre les deux virus du chancre simple et du chancre induré me paraissant aujourd'hui définitivement tranchées, je me suis plus spécialement occupé de la thérapeutique du chancre mou.

En thérapeutique, le grand nombre, ainsi que la diversité des préparations employées contre une maladie, cachent la plupart du temps une impuissance relative, sinon absolue. Ici, rien de pareil, presque toutes les

médications employées ont fait leurs preuves et comptent
à leur actif bien des succès.

Je m'étais depuis quelque temps livré à une étude
comparative sur la valeur des méthodes en usage dans
la cure du chancre simple, et il en était résulté pour
moi, comme pour presque tous les médecins d'aujourd'hui, la conviction que l'on devait dès l'abord
recourir à l'iodoforme comme au plus puissant modificateur des ulcères chancreux. Sans doute je ne m'en
déguisais pas les inconvénients mais, tout compensé,
c'était à lui que j'accordais la préférence.

Cependant j'avais lu, en janvier 1881, un article de
M. Vidal sur l'emploi de l'acide pyrogallique dans le
traitement du chancre simple, article dans lequel
M. Vidal se félicitait des heureux résultats qu'il avait
obtenus avec ce médicament. Mais cette action si favorable pouvait être révoquée en doute, et l'on pouvait se
demander si une partie de ces bons effets n'était pas
due à l'iodoforme, par l'emploi duquel M. Vidal termi-
nait sa médication, lorsqu'en mai de cette année a paru
dans le *Bulletin de thérapeutique* un article dû à MM. Lermoyez et Hitier dans lequel, s'appuyant sur des observations puisées dans le service de M. Terrillon, chirurgien à Lourcine, ces messieurs confirmaient les résultats obtenus précédemment par M. Vidal. De plus, la
suppression totale de l'iodoforme dans le traitement
permettait d'attribuer à l'acide pyrogallique ce qui lui
était dû. Les résultats de cette modification m'ont paru
supérieurs sous tous les rapports à ceux qu'on obtenait
par l'iodoforme et m'ont suggéré l'idée de cette thèse,

que je présente comme une confirmation des succès obtenus.

Je dois remercier ici M. Terrillon de m'avoir permis de suivre ses expériences et d'en publier les résultats, et de la bienveillance qu'il m'a témoignée.

Mon témoignage de gratitude s'adresse également à M. Lermoyez, interne du service, qui m'a prêté son concours avec une obligeance dont je le remercie cordialement.

La première partie de ce travail sera consacrée à une étude rapide du chancre simple et de ses complications.

Dans un deuxième chapitre, nous passerons rapidement en revue la plupart des médicaments préconisés jusqu'à ce jour contre cette affection.

Dans un troisième chapitre, nous étudierons les propriétés de l'acide pyrogallique, nous mettrons sous les yeux les renseignements recueillis à ce sujet.

Enfin, dans un dernier chapitre, nous parlerons plus particulièrement des applications de ce nouvel agent à la thérapeutique du chancre mou, nous publierons les observations qui s'y rapportent et nous poserons nos conclusions.

CHAPITRE PREMIER.

LE CHANCRE SIMPLE.

Dans son *Traité des maladies vénériennes*, M. Jullien définit ainsi le chancre simple : « Lésion exclusivement locale qui, débutant par une pustule, aboutit à une ulcération et sécrète un pus contagieux indéfiniment réinoculable au porteur. » Cette définition donne une idée exacte du chancre simple et le différencie nettement du chancre syphilitique.

On ne connaît pas l'origine de cette maladie. Selon les auteurs les plus considérables il n'y a véritablement qu'un signe pathognomonique du chancre simple : c'est l'inoculation au malade. Or, ce caractère est-il véritablement aussi absolu qu'on l'affirme? On peut en douter. Voici en effet M. Vidal, qui en 1853 a reconnu et prouvé l'inoculabilité de l'*ecthyma*, lésion qui, comme nous le verrons, est anatomiquement parlant identique au chancre lui-même.

Ricordi, de Milan, a reconnu que le pus de l'éruption stibiée ou d'une plaie ordinaire irritée par les cantharides, offre des propriétés analogues. Il cite même un malade atteint d'uréthrite avec phlegmon périuréthral : une application de sangsues n'empêche pas la suppuration de celui-ci qui est ouvert, la plaie ne communiquant pas avec l'urèthre ; les plaies de sangsues suppurent, et le pus recueilli et inoculé donne des ulcérations semblables au chancre et dont le pus inoculé à nouveau produit une ulcération chancreuse.

On a inoculé également l'ulcère chronique ordinaire, l'herpès, le lupus. Ces faits prouvent-ils quelque chose contre la spécificité du chancre simple? Nous ne savons, mais il est certain qu'aujourd'hui on n'affirmerait pas aussi énergiquement que jadis cette spécificité.

Contagion.— Le chancre est une maladie contagieuse. Comment s'opère sa propagation? De deux façons différentes, par contagion *médiate* ou *immédiate*.

Parlons d'abord de celle-ci. Et d'abord disons que, pour qu'il y ait contagion, il faut d'une manière générale que le pus sécrété par un chancre soit mis en rapport avec une solution de continuité des tissus tégumentaires. Dans la contagion immédiate, le pus est inoculé directement de l'individu chancreux à l'individu sain à travers la solution de continuité du tégument qu'offre celui-ci.

C'est par le coït que se contractent presque tous les chancres : soit qu'il se soit produit à ce moment des déchirures accidentelles, soit qu'il existât déjà des excoriations, des ulcérations chroniques, ainsi qu'il arrive si fréquemment chez les arthritiques ; soit encore que l'individu fût porteur de lésions ulcéreuses ou d'excoriations sur les parties.

Les rapports sexuels ne sont cependant pas la cause unique de la contagion immédiate, il est encore bien des cas dans lesquels le médecin, par exemple, peu contracter un chancre en touchant l'ulcère avec son doigt excorié ; les exemples de ce genre de contagion ne manquent pas.

Selon Ricord, il ne serait même pas nécessaire qu'il y eût excoriation épidermique : pour lui, le pus chancreux déposé pendant un certain temps à la surface des téguments pourrait lui-même préparer ses voies ; d'abord, grâce à son âcreté, il déterminerait un érythème, lequel à son tour produirait une ulcération érodant la couche superficielle de la peau et dénudant le derme : par cette porte ouverte, le pus pénétrerait alors et produirait le chancre. Ricord a donné à cette pénétration le nom de *contagion retardée*.

Ce mode de contagion, auquel on faisait jouer un rôle assez important, a été révoqué en doute par M. Jullien, qui a prouvé par ses expériences que, si réellement elle existe, elle se produit fort rarement.

La *contagion médiate* s'opère soit par l'intermédiaire d'objets inanimés, tels que bistouris, lancettes, linges chargés de virus et mal essuyés ; soit par le fait d'un individu accidentellement porteur de virus chancreux et chez lequel le virus, ne trouvant pas de porte d'entrée, peut séjourner un certain temps en restant inoffensif, et être ensuite transmis par le coït à une autre personne offrant au virus ce *foramen contagiosum* qui lui permettra d'évoluer.

Les expériences de Cullerier ne laissent aucun doute à cet égard, et tous les auteurs citent ce fait d'un jeune homme épousant une jeune fille parfaitement pure, qui le jour de son mariage a des rapports avec une ancienne maîtresse atteinte de chancres, ce qui ne l'empêche pas peu après de remplir ses devoirs conjugaux : un chancre se déclare chez la femme à quelques jours d'intervalle, tandis que le mari reste indemne.

Le pus chancreux. — Ainsi que nous venons de le voir, c'est toujours en définitive le pus chancreux qui est l'agent de la contagion.

Ce pus, doué de propriétés si spéciales, offre-t-il quelques caractères servant à le distinguer du pus ordinaire ? Non ; jusqu'ici on n'a pu, soit à l'œil nu, soit au microscope, rien découvrir qui le différencie du pus ordinaire.

Desséché, ce pus ne perd que momentanément ses propriétés ; il suffit de le délayer dans l'eau pour les faire reparaître, et l'on cite partout des faits prouvant qu'il peut conserver sa virulence pendant un certain nombre de jours, d'autres disent des mois.

L'expérience prouve que les humeurs pathologiques ou physiologiques sont sans action sur lui, tandis que les acides et les bases énergiques détruisent sa virulence.

On s'est inquiété de savoir, surtout au point de vue des théories en discussion, laquelle des deux parties constituantes du pus, globules et sérum, contenait le principe contagieux. Dans ses leçons sur les humeurs, M. Robin soutient « que les causes de la virulence ne sont pas dans la présence de tel ou tel corps en suspension visible et pondérable, mais qu'elles sont dues à des modifications isomériques de substances coagulables qui prennent part à la constitution du sérum. »

M. Chauveau soutient au contraire que la virulence est due aux éléments figurés, et se base sur les faits suivants :

1° En essayant des humeurs virulentes graduellement et progressivement diluées dans un liquide inerte, l'activité virulente se manifestera non comme si elle était uniformément répandue dans la masse, mais comme si elle était l'attribut exclusif des molécules dispersées çà et là et d'autant plus éloignées que la dilution est plus étendue.

2° Les substances dissoutes dans le sérum, rétirées isolément des humeurs, se montrent dénuées de toute virulence.

3° La même opération pratiquée sur les éléments figurés suspendus dans le sérum, l'inoculation de ces éléments isolés d'une manière absolue, produira les mêmes effets que l'humeur complète.

De son côté, Rollet ayant déposé du pus chancreux sur une double feuille de papier joseph et ayant recueilli sur une lancette le sérum qui transsudait au-dessous, n'a jamais réussi à l'aide de ce liquide à inoculer de chancres.

Il semble donc acquis que c'est dans les éléments solides de pus que se trouve le virus, mais il est impossible d'affirmer s'il est spécialement contenu dans les globules ou dans les autres éléments solides (granulations, vibrions, etc.).

NATURE DU CHANCRE.

Nous venons de voir que la virulence du pus siège dans ses parties solides. C'est là tout ce que l'on sait sur la nature intime du chancre. Néanmoins nous allons dire ici quelques mots des théories qu'on a imaginées à ce sujet, et nous finirons ce chapitre par l'exposé des principales théories qui ont cours sur les rapports du chancre et de la syphilis.

Théorie parasitaire. — Le virulence du pus chancreux a été depuis longtemps attribuée à la présence d'un parasite. En 1835, Donné proclama qu'il avait trouvé les microphytes de toutes les affections vénériennes, blennorrhagie, chancrelle, syphilis. Pour le chancre simple en particulier, c'était au *Vibrio lineola* qu'il devait sa spécificité ; il ajouta que le pus du bubon n'en contenait jamais. Cela fit aussitôt douter de la découverte, car nous savons parfaitement que le bubon est très souvent un chancre ganglionnaire fournissant un pus très inoculable. Donné trouvait au contraire ce vibrion dans le pus des moindres balanites. Aujourd'hui on a vu ce vibrion dans des liquides si divers, qu'il est impossible de lui accorder la moindre spécificité.

Plus récemment, le professeur Salisbury annonça la découverte de la *Crypta syphilitica*, mais ces expériences furent révoquées en doute par Horatio Wood et ses collaborateurs, qui n'ont pu parvenir, même avec les plus forts grossissements, à découvrir ces organismes.

Des rapports du chancre simple avec la syphilis. — Voici une question qui a longtemps divisé et divise même encore les syphiliographes. Elle a été l'objet de discussions passionnées dont nous ne ferons pas l'historique, qui n'offrirait ici qu'un intérêt rétrospectif. Nous allons seulement exposer les principales théories qui ont cours sur ce point de doctrine si controversé et sur lequel peut-être tout n'est pas encore dit.

Nous ne ferons que mentionner la théorie des *identistes*. Cette doctrine, complètement abandonnée aujourd'hui, confondait ensemble les trois maladies vénériennes, blennorrhagie, chancre simple et syphilis.

A leur suite sont venus les *Unicistes* qui n'ont vu dans le chancre simple et le chancre syphilitique qu'un seul et même virus dont l'évolution était subordonnée à la nature du terrain : amenant ici la syphilis avec toutes ses conséquences et là s'éteignant sur place. Mais ces qualités du terrain auxquelles ils font jouer un si grand rôle, n'ont jamais pu être déterminées. D'ailleurs la fausseté de cette doctrine est prouvée par ce simple fait qu'un individu après avoir contracté plusieurs chancres non suivis d'accidents consécutifs, peut venir à en contracter un autre qui, lui, sera fatalement suivi des accidents syphilitiques.

Sperino n'admet qu'un seul virus dont l'action diffère suivant la quantité. Pour lui la syphilis succéderait aux ulcérations qui suppurent peu, si bien que la sécrétion pénétrant peu à peu dans les lymphatiques, déterminerait l'induration ganglionnaire, premier symptôme de l'infection. Dans les cas où le chancre suppure abondamment, le virus, gagnant les aines, déterminerait une sorte d'apoplexie ganglionnaire et le bubon ouvrirait une porte de sortie au poison.

M. le professeur Le Fort a émis une autre opinion. Selon lui, le pus, lorsqu'il est absorbé par les lymphatiques, pénètre dans le ganglion qui l'arrête : le ganglion suppure et donne du pus inoculable. Mais, grâce à la barrière que forme le ganglion, il ne va pas plus loin et le sujet n'est pas infecté.

Au contraire, dans le cas où l'absorption a lieu par les veines, il y a empoisonnement général. L'induration chancreuse est produite par la phlébite des veines autour de l'ulcère avec induration du tissu cellulaire interposé. Le malade sera ici indemne à son propre virus, mais on pourra l'inoculer avec du pus pris sur un autre sujet. La rareté du chancre simple sus-ombilical s'expliquerait par ce fait que dans cette région l'absorption a lieu le plus souvent par les veines.

L'interprétation de M. Le Fort relativement à l'induration chancreuse n'est pas confirmée par l'anatomie pathologique. De plus on ne s'explique pas bien pourquoi, au-dessus de l'ombilic, il y aurait plutôt absorption par les veines que par les lymphatiques, ceux-ci étant très nombreux dans cette région.

M. Langlebert a émis une autre théorie. Il affirme que le chancre simple succède à l'action isolée des globules, et le chancre infectant à celle du sérum.

En effet, dit-il, les globules n'étant pas absorbables ne produiront qu'un travail local, une germination sur place amenant un chancre simple ; si le globule s'engage dans le lymphatique, il sera arrêté par la trame gan-

glionnaire, le ganglion s'enflammera, suppurera et for-
mera un bubon virulent.

Si, au lieu de globules, c'est la sérosité qui agit, il
n'y aura rien si ce sujet est réfractaire à la syphilis,
sinon il y aura infection générale et formation d'un
chancre induré.

La contagion s'exerçant par un pus complet sur un
sujet réfractaire n'amènera qu'un chancre simple; sur
un sujet non réfractaire il y aura à la fois syphilis et
chancrelle, c'est-à-dire formation d'un chancre mixte.
L'auteur admet cependant qu'il y a des cas dans lesquels un de ces éléments étant supérieur à l'autre
en quantité, on n'observerait qu'un seul genre d'accidents.

Cette théorie paraît absolument contraire aux règles
de la physiologie pathologique : d'abord il n'y a jamais
en réalité séparation absolue entre les globules et le sérum; de plus nous savons que l'action des virus est in-
dépendante de leur quantité.

Théorie de Clerc. — Cette théorie apparaît comme un
terme moyen entre les doctrines des unicistes et celles
des dualistes. Pour Clerc, le chancre simple résulterait
de 'inoculation d'un chancre infectant sur un sujet déjà
syphilisé ; il serait l'analogue de la vaccinelle ou de la
varioloïde; il l'a même nommé *chancroïde.* L'auteur admet que :

1° L'inoculation des virus syphilitiques peut avoir
lieu chez des sujets syphilitiques.

2° Cette lésion a tous les caractères du chancre simple.

3° Inoculé à l'individu sain, elle garde son caractère local et sa réinoculabilité.

4° Dans certains cas elle peut amener le chancre infectant et la syphilis.

Cette théorie est certainement fort séduisante, mais il y manque encore la sanction de l'expérience.

Théorie dualiste. — Le fondateur de cette théorie c'est Bassereau. Cette doctrine a rallié aujourd'hui l'immense majorité des syphiliographes et chaque jour les faits viennent lui apporter une nouvelle confirmation. C'est celle que nous adoptons ici comme nous paraissant la plus simple et la plus conforme à la réalité des faits.

Pour les dualistes, il existe deux virus tout à fait différents dont l'un produit le chancre induré, syphilitique, infectant, chancre fatalement suivi d'accidents généraux, et dont l'autre ne donne jamais lieu qu'au chancre simple, lequel reste toujours un accident exclusivement local. Rien dans la constitution de l'individu, dans sa manière de vivre, dans ses maladies antérieures ou concomitantes, rien ne peut modifier l'allure respective de ces chancres, ni faire que l'un d'eux vienne à se modifier et prend les allures de l'autre.

Les confrontations d'individus atteints de chancre simple avec les individus qui les ont infectés ont prouvé à M. Bassereau que ceux-ci étaient également atteints de chancres simples. Les *qualités de terrain n'ont ici aucune valeur, il n'y a qu'une influence de graine.*

Le chancre simple est réinoculable au porteur, le chancre infectant ne l'est jamais. Mais si ces deux chancres se développent sur un même point, on aura un

chancre à la fois infectant et inoculable, un *chancre mixte*.
C'est à Rollet qu'on doit cette interprétation si simple
et si logique du seul fait qui pût faire échec à la doctrine de Bassereau.

SYMPTOMATOLOGIE DU CHANCRE SIMPLE.

Le pus chancreux inoculé expérimentalement donne
lieu, sans aucune période d'incubation, à un vésicule, à
une vésico-pustule, à une pustule et cela en quatre
jours, pour aboutir enfin à une ulcération et se com-
porter comme un chancre, tandis que le chancre con-
sécutif à la contagion produit d'emblée une ulcération,
après une incubation assez courte, mais très variable.

Selon les statistiques de MM. Fournier et Le Fort, la
période d'incubation excéderait rarement huit jours.
Cependant sur les 700 malades enregistrés, 140 ont vu
leur chancre apparaître après huit à quinze jours,
22 après quinze à vingt jours. La forme de l'ulcération
varie suivant l'érosion sur laquelle elle s'est greffée,
tantôt allongée, diffuse, tantôt arrondie, etc.

Parfois le chancre simple, particulièrement sur les
muqueuses, se borne à une simple exulcération de peu
d'étendue effleurant à peine le derme. Le chancre cutané
affecte au contraire une forme ecthymateuse très douloureuse, à développement tardif, à base entourée d'une
zone congestive. Le début boutonneux, acnéique, folliculaire s'observe également sur la peau, et selon certains auteurs, lorsque le pus a pénétré à l'intérieur,
d'un follicule pileux.

Période d'état. — Vers le cinquième jour le chancre arrive à sa période d'état ; ses caractères jusque-là étaient ceux d'un ulcère très contagieux, très suppurant, avec tendance constante à l'agrandissement.

La forme est généralement circulaire à moins qu'elle n'ait été subordonnée à une lésion préexistante. Ses bords sinueux et comme frangés, sont *taillés à pic* et comme les tissus sous-jacents offrent au processus moins de résistance que le derme, ils sont en même temps *décollés*.

Un liséré violacé entourant les bords saillants indique ce décollement et une destruction prochaine.

Le fond est irrégulier, comme vermoulu, recouvert d'une fausse membrane grisâtre, pultacée, d'aspect couenneux et qui persiste pendant toute la période d'état ; c'est une sorte de détritus organique provenant de la destruction des parties environnantes.

Sa base, chose importante à considérer, n'est pas indurée, ce qui a fait ajouter au chancre l'épithète de mou. Cependant cette base n'est pas absolument molle, elle offre au doigt une certaine dureté, dureté d'inflammation, qu'il faut savoir distinguer de l'induration chondroïde, parcheminée du chancre syphilitique.

Une chose à remarquer ici, c'est l'abondance de la suppuration. Tandis que le pus du chancre infectant est peu abondant, presque séreux, celui du chancre simple est abondant, mal lié, strié de sang et desséché ; il se concrète en croûtes verdâtres recouvrant la surface du chancre et finissant par être soulevées par les liquides sécrétés.

Le chancre n'est pas ordinairement douloureux, mais

il détermine une certaine sensation de rongement, il est sensible à la pression et saigne facilement. La durée de cette période est des plus variables. Rarement moindre de quatre semaines, elle peut durer des mois et des années.

Période de réparation. — Quand l'ulcération cesse de s'étendre, que ses bords devenus plus réguliers s'affaissent et se recollent, que le fond perd son aspect membraneux, se recouvre de bourgeons, s'exhausse et se comble, on est sûr que le chancre est entré dans la période de réparation, qui, à moins de complication, amènera une prompte cicatrisation. Le chancre prend de plus en plus l'aspect d'une plaie simple sans cesser pourtant, ainsi que l'a montré M. Fournier, de fournir jusqu'au dernier jour un pus inoculable,

Cette cicatrisation s'opère comme partout par un tissu inodulaire fort rétractile. Livrée à elle-même, cette cicatrice ne s'indure jamais ni temporairement, ni surtout pour un temps plus ou moins long après la destruction de l'ulcère, fait important pour le diagnostic du chancre. De plus l'ulcération syphilitique se produit au dépend d'un tissu de nouvelle formation, le syphilôme ; elle ne laisse pas de cicatrice après elle, tandis que le chancre simple laisse toujours une trace visible de son passage.

Siège du chancre simple. — C'est sur les organes génitaux des deux sexes qu'il siège le plus habituellement et cela se comprend sans peine.

Puis viennent, en ordre décroissant, la bouche, les doigts, etc. D'après les statistiques de Ricord, Fournier,

Le Fort, le nombre des chancres extra-génitaux est aux chancres périgénitaux comme 1 à 40.

Chez la femme, c'est la fourchette, lieu de frottements continuels et de déchirure qui en est le siège le plus fréquent, puis vient l'anus, ce qui s'explique par sa position déclive et la disposition générale des parties chez la femme, et aussi par des rapports contre nature. Le chancre du vagin est rare en raison de la résistance qu'offre son épithélium : 1 cas sur 206. Selon Debauge, le siège le plus habituel est ici le col de l'utérus et cela par le fait de l'inoculation directe ; on en a vu dans la cavité cervicale du col.

Chez l'homme, le siège d'élection est la rainure balano-préputiale. Le chancre du frein est également fréquent, soit en raison des rapports du frein avec la fourchette, soit à cause des tiraillements auxquels il est soumis.

Notons aussi la face interne du prépuce, son bord libre, sa face cutanée ; les chancres du gland du méat ne sont pas rares. Quant au chancre endo-uréthral, il ne dépasse presque jamais la fosse naviculaire. Le chancre du fourreau de la verge est presque toujours syphilitique.

Nombre de chancres simples. — Le chancre mou est rarement solitaire ; il est assez commun d'en voir 2, 3, 4, 5 chez le même individu. Horand en a observé 28, Labarthe, à Lourcine 75, Le Fort des centaines.

De ces chancres les uns sont contemporains, les autres successifs, ce qui s'explique par ce fait que le pus du chancre simple est indéfiniment réinoculable au porteur ; il suffit pour cela d'une excoriation.

Chancre simple chez les animaux. — Les expériences entreprises par M. Auzias-Turenne dans le but de rechercher un virus vaccin dont l'inoculation pût mettre à l'abri des accidents syphilitiques, expériences qui, disons-le, en passant, ont complètement manqué leur but, amenèrent cet auteur et d'autres après lui, à tenter d'inoculer la syphilis et la chancrelle aux animaux.

Tous les animaux sans exception se sont toujours montrés réfractaires à l'inoculation syphilitique, mais quelques-uns ont contracté le chancre simple. En premier lieu, citons le singe chez lequel Auzias-Turenne et Langlebert ont produit des chancres mous caractéristiques et fournissant un pus parfaitement inoculable.

M. Diday a expérimenté sur le chat. Ayant fait développer une pustule sur l'oreille d'un chat, il n'hésita pas à s'inoculer du virus de cette pustule sur la face dorsale de la verge : il survint un chancre qui se compliqua de phagédénisme, de bubon inguinal phlegmoneux et ces accidents, malgré les plus énergiques médirations, durèrent plusieurs mois. Le lapin peut également être inoculé avec succès.

COMPLICATIONS DU CHANCRE.

Inflammation. — Tous les chancres offrent un certain degré d'inflammation, ce n'est donc que de l'exagération de cet état qu'il est ici question. Les causes locales y ont une grande part (malpropreté, sécrétions irritantes, délicatesse du tissu et surtout l'usage inopportun des caustiques).

Le tempérament sanguin, les excès vénériens ou alcooliques peuvent aussi amener cette complication.

On reconnaît l'inflammation à l'augmentation de la rougeur périphérique, à l'engorgement de la base du chancre qui prend une consistance pâteuse appréciable à la vue et au toucher.

Le pus est sanieux, la plaie saigne et est douloureuse au moindre attouchement.

Gangrène. — Causes très complexes, locales et générales:

Parmi les *causes locales,* citons la tuméfaction du gland qui, bridé par le prépuce, constitue un phimosis inflammatoire. Le gland s'applique contre le prépuce qui l'aplatit et soulève de façon à arrêter la circulation, d'où production de la gangrène.

Causes générales. — Les causes sont asthéniques : âge, diathèses, dépression physique et morale, cachexie, altération du sang favorisant sa stase et sa coagulation, alcoolisme.

Parmi les causes générales sthéniques, nous citerons : la pléthore, le tempérament sanguin, les congestions locales (érection, pansements irritants). Ces causes agissent en exaspérant le processus qui amène la gangrène par excès d'inflammation.

Cette gangrène offre deux formes cliniques bien tranchées :

Dans la première, qui succède au phimosis inflammatoire, une rondelle de prépuce s'élimine au niveau du gland juste assez pour que celui-ci, selon l'expression de Diday, mette le nez à la fenêtre, et s'y introduise progressivement. Tantôt le prépuce entier se mortifie et le malade subit une circoncision plus ou moins régulière.

Dans des cas rares, les tissus sous-jacents sont atteints, le gland, frappé en totalité ou en partie, tombe, laissant à découvert les corps caverneux qui sont rarement atteints. Parfois, cependant, le pénis peut être frappé dans sa totalité et la verge être séparée du corps.

Cette gangrène est remarquable par la soudaineté de son action : en quelques heures, des parties qui semblaient saines sont frappées sans rémission. Par contre, la réparation qui lui succède est très rapide et se signale par l'absence de récidive, ce qui a fait dire que la gangrène était le plus puissant des modificateurs du chancre; malheureusement, elle laisse souvent derrière elle d'irrémédiables infirmités.

Phagédénisme. — Le phagédénisme est une gangrène moléculaire, amenant une destruction lente, successive de tissus qui tapissent la cavité du chancre. On peut croire que la lésion consiste en une infiltration périphérique par de la fibrine et des jeunes cellules suffisamment abondantes pour comprimer les vaisseaux et modifier les conditions locales de la nutrition (état diphtéritique). Ce processus n'étant jamais assez intense pour se généraliser à toute l'ulcération, la spécificité reste intacte, car il suffit qu'elle se conserve en un point pour que la surface malade soit incessamment réinoculée.

On s'est demandé si le phagédénisme tenait à un virus spécial, et Bassereau cite l'histoire de trois Auvergnats, qui contractèrent tous trois, avec la même femme, un chancre qui devint phagédénique. Mais, d'autre part, Rollet a démontré que le pus phagédénique inoculé à un sujet sain n'amène qu'une chancrelle simple, et Sperino ayant inoculé sur un sujet à chancre phagédénique du pus d'un chancre simple, vit la pustule d'inoculation se compliquer de phagédénisme.

Causes locales. — Ricord nous apprend qu'il faut considérer comme une cause fréquente de phagédénisme l'usage des topiques gras, surtout de l'onguent mercuriel, et même les astringents et les caustiques employés, de façon à exaspérer incessamment le processus. La malpropreté, l'incurie, la rétention du pus agissent de même.

Causes générales. — Pour certains auteurs, ce sont là les plus fréquentes.

On a invoqué une dyscrasie spéciale en vertu de laquelle toute inflammation de cause quelconque revêtirait le caractère diphthéritique. Certainement, la plupart des états pathologiques du sang peuvent être la source de cette complication. L'alcoolisme passager ou habituel a été incriminé, et Ricord lui a même donné le nom de chancre œno-phagédénique.

On a accusé tour à tour la vieillesse, l'anémie, la scrofule, l'impaludisme, l'hypochondrie, une mauvaise hygiène, en un mot toutes les causes de faiblesse et de cachexie. On a signalé aussi l'usage interne du mercure.

Parmi les causes sthéniques qu'on a invoquées, citons la pléthore, les maladies inflammatoires, le déplacement de fluxion herpétiques ou hémorrhoïdales, etc.

On ne peut nier l'influence évidente de ces causes dans la production du phagédénisme; cependant nous ferons remarquer qu'elles sont loin de l'amener fatalement, et, que d'autre part, il est des cas de phagédénisme avéré dans lequel on en chercherait vainement la trace.

Description. — Quoique pouvant compliquer tous les chancres, le phagédénisme s'attache de préférence à ceux qui sont situés dans des régions peu accessibles, et c'est presque toujours dans la période d'état, surtout quand celle-ci traîne en longueur, qu'on le voit apparaître.

Presque toujours, il débute par des phénomènes d'inflammation souvent très aiguë, mais dans certains cas, il s'annonce par un engorgement œdémateux de la base et de la périphérie de l'ulcération.

Dans le premier cas, les bords rouges déchiquetés sont décollés dans une étendue considérable : tantôt ils sont tuméfiés par les produits inflammatoires, tantôt corrodés par l'ulcération; ils retombent flasques au fond de la plaie.

Le fond inégal, anfractueux, est ordinairement recouvert d'une couche grisâtre, parfois rougeâtre ou verdâtre : cette membrane résistante, épaisse, n'est autre chose que la couche superficielle de l'ulcère, transformée par l'exsudat cellulo-fibrineux. D'autres fois on voit à la surface des bourgeons charnus de mauvais aspect, au milieu d'une matière grise, pultacée. Le liquide de l'ulcère, éminemment virulent, est sécrété avec abondance.

La progression peut être très rapide : le pus peut fuser sous la peau, disséquer et décoller au loin les tissus, mais généralement l'ulcère s'étend plutôt en surface qu'en profondeur.

Les malades se plaignent en même temps d'un sentiment de brûlure, cuisson ou démangeaison, correspondant à la propagation périphérique du mal : il peut s'y joindre de la fièvre, céphalalgie, malaise, etc., etc.

Il est rare pourtant que le processus soit aussi prononcé : ces phénomènes surtout chez les gens affaiblis, sont notablement atténués.

Le bubon inguinal est très fréquemment le point de départ du phagédénisme : le mal peut alors gagner soit l'abdomen, soit la cuisse.

Deux chancres venant séparément l'un de l'aine, l'autre des organes génitaux, peuvent se réunir et former de vastes ulcérations et amener des désordres qu'il est plus facile de concevoir que de décrire.

Le professeur Benoît, de Montpellier, a constaté que les progrès des phagédénismes et de la douleur coïncidaient avec un abaissement notable de la température.

A mesure que le processus s'étend d'un côté, on voit parfois le côté opposé se cicatriser : ce fait a été expliqué par une saturation partielle et passagère de ces tissus, saturation par laquelle le virus perd, pendant un temps relativement court, la propriété de se déve-

lopper sur les tissus primitivement affectés. Il semble
parfois que le chancre se déplace à la manière d'un
curseur. Cette variété de chancre a reçu le nom de
chancre serpigineux. Dans ce que Ricord a appelé *chancre
décortiquant*, on peut voir le pénis dépouillé, dans une
étendue sensible, de son enveloppe cutanée. Enfin, l'état
du malade peut s'altérer profondément, en.proie à la
fièvre hectique, au désespoir; il est peu à peu conduit
à la cachexie, parfois à la mort.

Adénite inflammatoire. — Toute plaie, toute écor-
chure, peut amener ce genre d'adénite et le chancre
n'agit ici qu'à titre de plaie suppurante. Cette adénite
est caractérisée par un début lent, peu douloureux, un
peu de réaction fébrile, d'embarras gastrique, pâleur,
rachialgie, la glande d'abord dure et mobile devient fixe,
tandis que l'atmosphère celluleuse environnante s'en-
flamme. Il existe une autre forme de bubon dans
lequel c'est par le tissu cellulaire que débute l'inflammation, qui atteint secondairement le ganglion. La
suppuration une fois faite et l'abcès étant ouvert, le
bubon est exposé à tous les accidents des plaies.

Adénite chancreuse. — Les phénomènes inflammatoires sont ici bien plus intenses : la suppuration marche
rapidement et parallèlement à l'intérieur et à l'extérieur
du ganglion : ici spécifique et là simple. La capsule
ganglionnaire usée par l'ulcération chancreuse, le pus
spécifique qu'elle contenait se mélange au pus de la
suppuration externe, et on n'a plus sous les yeux qu'une
poche à contenu virulent, à fluctuation manifeste : la

peau violacée s'amincit, se perfore, et livre passage à un pus de mauvais aspect ; alors le chancre ganglionnaire est constitué. Ce chancre tantôt marche vers la guérison, tantôt il se propage vers la peau, produisant des décollements, des perforations, etc. En un mot, ce chancre se conduira comme un chancre primitif et sera exposé à toutes ses complications, notamment au phagédénisme et l'hémorrhagie.

Lymphite. — Nous ne parlerons que de celle qui accompagne le chancre du pénis. Celui-ci est alors le siège d'une infiltration œdémateuse des téguments, et on sent le long de son dos un cordon dur, noueux, sensible, s'étendant jusqu'aux ganglions. Parfois un de ces renflements se gonfle considérablement, devient douloureux, la peau, le tissu cellulaire s'enflamment, il se forme un abcès qui s'ouvre en donnant issue à un pus sanieux, tandis que l'ouverture s'agrandit et prend l'aspect chancreux : c'est le *chancre lymphatique.*

Quelles sont les causes de ces diverses complications ? Voici les mieux connues :

1° Traumatisme atteignant les lymphatiques en rapport avec le chancre ;

2° Un chancre qui saigne ou qu'on fait saigner (Diday), car toute porte veineuse est l'indice d'une porte lymphatique voisine ;

3° Le bubon est moins commun chez la femme, dont les chancres ne sont pas exposés aux frottements comme chez l'homme ;

4° Le bubon est rare dans le phagédénisme, dans lequel il y a toujours oblitération des lymphatiques.

Le bubon est fréquent dans les hospices, où il complique la moitié des chancres, mais la moitié de ces bubons sont simplement inflammatoires. Pour expliquer cette différence d'être des deux ordres de bubons survenant tous deux à la suite du chancre, on admet que lorsque le pus chancreux complet (globules et sérum) arrive à travers les lymphatiques jusqu'au ganglion, il y a formation de bubon virulent. Au contraire, lorsque c'est le sérum seul qui à raison de son état liquide traverse les lymphatiques par absorption, sans qu'il soit besoin d'érosion préalable, et arrive au ganglion, il n'y développe qu'une adénite inflammatoire, car nous avons appris que le sérum seul n'est pas virulent.

La lymphite se produit lorsque, contre l'ordinaire, le pus séjourne dans les vaisseaux lymphatiques.

Peut-on avoir un bubon chancreux sans lésion cutanée, un bubon d'emblée, comme on dit? Cette question a donné lieu à de longs débats et ne nous paraît pas encore définitivement jugée. Dans tous les cas, ce mode d'inoculation doit être fort rare et paraît-il tout au plus possible dans des régions où peau et muqueuses sont fort délicates.

DIAGNOSTIC DU CHANCRE SIMPLE.

Il n'est aucun des symptômes du chancre qui lui soit spécial :

Chacun d'eux au moins individuellement lui est commun avec d'autres affections, mais il n'en est aucune qui les offre tous à la fois.

Nous allons passer en revue ces diverses affections pour faire ressortir les différences qui les distinguent du chancre simple.

Herpès. — Le chancre mou diffère de l'herpès par son ulcération profonde, à fond jaune, vermoulu et déchiqueté ; de plus, lorsqu'il y a plusieurs chancres mous, on ne les voit pas, comme l'herpès, groupés sur un point limité, mais au contraire relativement espacés.

Dans l'herpès, le bubon n'est qu'une exception, enfin le chancre est toujours la suite d'un contact impur, tandis que l'herpès peut se développer de lui-même. On demandera au malade s'il n'a pas eu auparavant d'autres poussées d'herpès. En dernier lieu, l'inoculation viendra lever tous les doutes.

Chancre syphilitique. — Le diagnostic différentiel offre ici une importance capitale, surtout au point de vue de l'avenir du malade et du traitement.

Malgré leurs analogies plus apparentes que réelles, ces deux ulcères diffèrent profondément et il est facile, dans la grande majorité des cas, de les distinguer, mais il n'en est pas toujours ainsi.

L'*incubation,* si on peut la déterminer, est un bon élément de diagnostic. Le chancre syphilitique ne se manifeste en effet que 30 ou 40 jours après la contamination, tandis que l'incubation du chancre simple est fort courte. Si l'on pouvait assister au début de l'ulcération, il ne pourrait y avoir doute sur sa nature, le chancre syphilitique débutant par une saillie papulo-tuberculeuse d'abord sèche et qui ne s'érode, ne devient squameuse ou croûteuse que tardivement. Le chancre simple est au contraire primitivement vésico-pustuleux et ulcérant.

Voici quels sont les signes distinctifs des deux lésions à la période d'état :

Le chancre syphilitique n'est jamais franchement ulcéré comme le chancre simple ; on voit, en regardant ses bords, que la transition entre l'ulcération et la peau intacte se fait insensiblement, tandis que les bords du chancre simple sont déchiquetés. Les bords du syphilôme ressemblent à une colline, ceux du chancre mou à une falaise (Mauriac), leur décollement est très rare dans le chancre infectant, il est la règle dans la chancrelle.

Le fond de l'ulcère syphilitique est lisse, uni, vernissé, luisant, grisâtre, ou bien rouge comme la chair musculaire, ecchymotique, parfois irisé, sécrétant peu et fournissant un liquide séreux limpide, transparent, gommeux, séro-sanieux, presque jamais purulent.

Le fond du chancre simple est au contraire anfractueux, déchiqueté, inégal, mamelonné, vermoulu, consamment baigné d'un pus abondant.

La base des deux ulcères offre d'importantes différences ; sous le chancre syphilitique on trouve un néoplasme induré donnant aux doigts la sensation d'une dureté chondroïde, parfois ligneuse, parcheminée, élastique, finissant brusquement au pourtour de la lésion et donnant l'impression d'un corps étranger logé dans les tissus.

Nous avons vu que la base du chancre simple peut

s'indurer, mais que cette induration inflammatoire est pâteuse, mate, sans élasticité.

En dehors de ses caractères, les irradiations morbides des ulcères sur les lymphatiques et les ganglions donnent d'excellents caractères différentiels.

Ainsi, dans le chancre syphilitique, il se produit toujours une adénopathie indolente, aphlegmasique, dure, formée par le gonflement néoplasique de plusieurs ganglions qui restent libres de toute adhérence dans l'atmosphère celluleuse qui les entoure, roulent sous le doigt et forment des groupes ou pléiades ganglionnaires.

Dans le chancre simple, l'adénopathie n'arrive pas fatalement ; mais, quand elle se produit, elle affecte généralement un seul ganglion et forme le vrai bubon aigu, douloureux, très inflammatoire dont nous avons parlé et qui peut être ou non virulent.

Les mêmes différences existent entre les lymphopathies qu'amènent les deux chancres.

Nombre. — Le chancre syphilitique est habituellement unique, mais il ne faut pas exagérer l'importance de ce caractère ainsi qu'on l'avait fait autrefois, car on rencontre fréquemment des chancres infectants multiples.

Le chancre simple est, nous l'avons dit, rarement solitaire, son développement peut avoir lieu par poussées successives, et il est essentiellement réinoculable.

Enfin, l'apparition d'éruption de nature spéciale, 40 à 50 jours après le chancre, indiquera la nature syphilitique de celui-ci : ces éruptions peuvent être retardées jusqu'à six mois.

Etudions maintenant les particularités qu'offrent les chancres suivant leur siège et leurs complications.

Nous avons expliqué comment et pourquoi le *chancre céphalique* était presque toujours syphilitique.

Les *chancres du méat* sont le plus ordinairement syphilitiques. Nous avons vu que les chancres mous étaient ici ordinairement indurés, mais cette induration n'est pas aussi nette que celle du chancre syphilitique ; de plus ils échancrent irrégulièrement l'orifice, siègent sur les deux lèvres et finissent par envahir le filet. Quand, avec une ulcération déchiquetée, on a une induration nette, on devra soupçonner un chancre mixte.

Syphilides ulcéreuses.— Il est peu de lésions qui offrent une ressemblance plus frappante que la scrofulide ulcéreuse, la syphilide ulcéreuse et le chancre simple. Nous avons parlé de l'esthiomène : voici les caractères distinctifs des syphilides ulcéreuses.

Les lésions qui sur la peau sont pustuleuses se traduisent sur les muqueuses par des exfoliations et des pertes de substance. Ces syphilides ulcéreuses consistent toujours en une ou plusieurs ulcérations rondes, à bords nettement arrêtés, abrupts ou relevés en crête, à fond généralement uni, parfois inégal et rugueux, à sécrétion purulente. Ces syphilides se rencontrent spécialement à la vulve. Leur volume offre en général un diamètre supérieur à celui d'une pièce de 0,50 cent., mais il peut s'étendre considérablement dans le sens de la longueur de la lèvre.

Ces ulcères, rares sur le col, y offrent des entamures grandes comme une pièce de 1 fr., occupant de préférence la partie centrale : leur contour circulaire, composé souvent d'arcs de cercle, leur fond lisse et uni, opposé à la surface granuleuse des autres ulcères, l'absence de désordres utérins concomitants viendront en aide au diagnostic.

En dernier lieu, on tentera l'inoculation qui, comme on le sait, ne réussit guère que dans le cas de chancrelle.

Syphilis tuberculeuse. — Les syphilides tertiaires ulcéreuses peuvent simuler le chancre mou d'une façon étonnante. Aussi forment-elles la plupart des accidents décrits sous le nom de *syphilides chancriformes* (Ancelon) et est-ce principalement à elles que se rapportent les considérations émises par M. Fournier dans son remarquable mémoire sur le *pseudo-chancre induré des syphilitiques*.

Tandis que la *syphilide pustuleuse* du tégument balano-préputial offre plutôt les caractères objectifs du chancre induré, à l'exception du retentissement ganglionnaire, le *tubercule circonscrit ulcéré* rappelle au contraire la physionomie du chancre simple. Profonde perte de substance, bords taillés à pic, fond recouvert d'une sorte de membrane jaune, parfois blanchâtre, qui n'est autre chose que l'eschare bourbillonneuse de la gomme. Ce qui augmente les chances de méprise, c'est la disposition de ces ulcères, rappelant l'agglomération ordinaire des chancrelles. On a remarqué même qu'ils occupaient souvent le siège exact du premier chancre : tels sont leurs caractères de similitude.

Voici maintenant les caractères différentiels :

1° Profondeur de l'entamure plus grande que dans la chancrelle : on pourrait y loger un noyau de cerise, une noisette ;

2° Eschare blanchâtre n'ayant qu'une analogie de couleur avec le fond irrégulier, pultacé, vermoulu du chancre mou ;

3° Existence simultanée de lésions du même âge et de même dimension, tandis que les chancrelles agminées sont rarement contemporaines ;

4° La gomme est essentiellement chronique et n'arrive que lentement à l'ulcération, sans phénomènes d'acuité, tandis que la chancrelle est ulcérative d'emblée, avec aréole inflammatoire vermillonnée ;

5° Le pus gommeux n'est pas inoculable au porteur ;

6° Dans la lésion syphilitique, les ganglions sont habituellement intacts, tandis que le chancre se complique d'adénite inflammatoire et souvent virulente.

ANATOMIE PATHOLOGIQUE.

Cette question n'a pas été l'objet de nombreux travaux. Le dernier paru est celui de Kaposi, de Vienne.

En tant que lésion anatomique, le chancre mou peut être assimilé à l'ecthyma, mais à un ecthyma de forme spéciale et pathognomonique.

Le début ressemble à celui d'une pustule ecthymateuse : le virus déposé au sein du tégument détermine une irritation qui amène une exsudation sous-épithéliale, et un développement considérable de jeunes cellules dans le derme. Ces cellules se portent vers la surface et sont excrétées à l'état de cellules embryonnaires ou purulentes. Le sommet de la papille où elles sont accumulées se perfore, le corps papillaire se détruit, l'épiderme décollé se soulève, se tend et forme l'enveloppe externe de la pustule.

Si l'on pratique plus tard une coupe perpendiculairement à la surface du chancre, voici ce qu'on aperçoit : un tissu formé de jeunes cellules très serrées a remplacé les papilles. Cette infiltration s'arrête à la partie inférieure du chorion, mais se poursuit à la périphérie sous les papilles encore intactes du bord, bien en dehors des limites de l'ulcération : le tissu sous-jacent, à la base du chancre, offre les caractères du tissu d'inflammation.

Les bords du chancre sont gonflés. On y trouve des papilles très augmentées de volume et infiltrées de jeunes cellules. La couche de Malpighi, augmenté de volume, est découpée en biseau de façon à surplomber la surface de l'ulcération. Le chorion et les papilles renferment de nombreux vaisseaux très dilatés, remplis de globules rouges.

La partie infiltrée de cellules forme un réseau à mailles plus ou moins serrées formées par des cloisons larges.Ce réseau renferme des cellules, les unes semblables à des corpuscules lymphatiques, les autres plus petites à noyau. A la surface de l'ulcération, elles sont dégénérées, petites, irrégulières, pleines de granulations qui cachent parfois le noyau : on trouve aussi dans le substratum qui les entoure des noyaux libres et des granulations. L'anatomie pathologique ne révèle aucun élément qui rende compte de la spécificité du mal, elle ne fait que montrer l'évolution du processus.

En résumé, le chancre est lié anatomiquement à l'irritation, à la prolifération et à l'infiltration de la peau par des éléments cellulaires, que la rapidité du processus arrête dans leur développement. A peine formés, ils subissent la régression granulo-graisseuse et constituent le détritus qui recouvre la surface de l'ulcère.

La conséquence de ce processus est la destruction des tissus. C'est aux dépens de la peau et du tissu cellulaire que se propage l'ulcération. C'est là un point capital qui distingue le chancre simple du chancre syphilitique et c'est pourquoi le chancre simple étendu est toujours suivi d'une cicatrice.

CHAPITRE II.

TRAITEMENT DU CHANCRE SIMPLE.

Dans ce chapitre, nous passerons rapidement en revue les principaux traitements usités aujourd'hui dans cette affection, nous réservant de traiter à part la question de l'emploi de l'acide pyrogallique dans le chancre mou.

On peut classer dans deux catégories tous les médicaments en usage dans la cure de la chancrelle : 1° les caustiques, 2° les astringents.

Médication caustique. — Vis-à-vis d'un sujet porteur de chancres, a dit M. Diday, il y a deux intérêts en présence : il faut que le malade souffredeson mal le moins possible et soit mis à l'abri des complications; il faut aussi que ce mal risque le moins possible d'être transmis. Certes si le médecin pouvait tout sacrifier au bien social, il n'hésiterait pas, et détruirait immédiatement par les caustiques toutes les chancrelles qui s'offriraient à lui quelles que fussent leur ancienneté et leurs dimensions, afin de transformer d'emblée celles-ci en plaies simples non contagieuses.

On voit donc que cette méthode énergique offre de nombreux avantages : 1° transformation de l'ulcère en plaie simple; 2° elle écarte tout danger de complication; 3° elle supprime toute cause de contagion.

On peut mettre en usage toutes les espèces de caustiques et chaque auteur a pour ainsi dire sa méthode particulière.

Dès 1850, M. Diday employait à Lyon la *pâte de Canquoin*, laquelle appliquée pendant trois ou quatre heures laisse une eschare sèche qui, après son élimination, laisse une plaie qui se cicatrice assez vite.

Nous ne ferons que mentionner la *pâte de Vienne*, dont tous les expérimentateurs reconnaissent aujourd'hui les inconvénients.

Le *nitrate de zinc*, pétri avec de la farine, offre sur les agents précédents l'avantage de ne pas fuser (Latour).

Ricord a vanté la *pâte carbo-sulfurique* faite avec un mélange d'acide sulfurique et de charbon. Nous avons vu plusieurs fois, à Saint-Louis, son application être suivie de succès chez les malades du service de M. Fournier. Son application est douloureuse et donne lieu à une eschare noirâtre qui se détache au bout de huit ou dix jours.

Nous avons vu aussi employer avec succès une pâte caustique formée de *chlorure de zinc et de beurre d'antimoine*.

Jacquemet, de Montpellier, emploie l'*acide nitrique monohydraté*, qu'il étend à l'aide d'un pinceau de charpie maintenu 5 à 6 secondes sur l'ulcère. La douleur est vive, mais fugitive, et cet acide a une puissance suffisante pour détruire radicalement le mal sans désorganiser trop profondément les tissus. On a une eschare mince, jaune, sèche.

Le *cautère actuel* est sans contredit un des meilleurs, sinon le meilleur de tous les caustiques. Malheureusement il effraie beaucoup les malades, et déterminent des douleurs fort vives nécessistant parfois l'emploi des anesthésiques. On a une eschare noire très épaisse.

Quelles sont les indications de la médication caustique ? Nous allons essayer de les déterminer.

Le chancre simple étant ordinairement une lésion de peu de durée tendant naturellement à la guérison, la médication caustique trouvera surtout son indication pour une lésion récente. Mais si la lésion date déjà de plusieurs semaines, comme dans les cas les plus heureux, la chute de l'eschare demande environ un septénaire, et la cicatrisation autant, sinon plus: on risquerait, en cautérisant, de prolonger la durée de la maladie.

Quand il existe simultanément plusieurs chancrelles dans des points rapprochés, il faut ou bien n'y pas toucher ou les détruire toutes, à cause des risques d'inoculation que courrait la plaie laissée par la chute de l'eschare. La plupart du temps, il sera sage de s'abstenir de cautériser ces chancrelles multiples, de même que celles siégeant dans des parois à cavités suspectes (anus, col utérin, etc.)

Il faut également s'abstenir lorsqu'il y a lymphite ou bubon, aussi bien que dans les cas où il faudrait porter le caustique sur un organe important.

Enfin, M. Diday a démontré que la cautérisation hâtive du chancre mou expose à des poussées d'herpès. Il faut donc s'abstenir de cautériser les chancres des sujets darteux.

Maîs dans les cas de **phagédénisme** on est souvent contraint d'avoir recours à la cautérisation. Dans d'autres cas, on cautérisera simplement dans le but d'empêcher la propagation du virus.

Le résultat définitif de la cautérisation est en outre une cicatrice très apparente, témoin irrécusable de la maladie.

Médication astringente. — La médication astringente est une médication palliative qui a pour but de placer l'ulcère dans les meilleures conditions locales, de le modifier légèrement, de diriger sa marche de façon à éviter les complications.

Quel que soit l'agent employé, il est indispensable :

1º D'empêcher la stase du pus virulent à la surface de la plaie.

2º D'éviter les déchirures qui, ouvrant de nouvelles portes à l'inoculation favorisent les progrès du chancre, et peuvent, comme nous l'avons vu, amener le développement d'un bubon.

On absterge la plaie deux fois par jour et on donne des bains locaux tièdes. Il sera bon de laisser sur la surface suppurante de la charpie imbibée d'un liquide approprié, qui absorbe et neutralise le pus.

Voici maintenant quels sont les médicaments les plus en usage :

Nous commencerons par le procédé de M. Hémond, quoique à vrai dire, on ne puisse guère le ranger parmi les astringents. Cet auteur se borne depuis plus de vingt ans à soumettre les chancres, 7 ou 8 fois par jour, à une irrigation d'eau froide pendant une minute. Les ulcères se détergent au bout de très peu de temps et guérissent comme une plaie simple. Si la réparation s'arrête, on remplace l'eau pure par une solution au *chlorate de potasse* au 20° ou *d'acide phénique* au 30°. Hutchinson a employé avec succès les irrigations continues d'eau froide dans les chancres phagédéniques.

Simmons s'est au contraire servi de l'eau chaude qu'il emploie en immersions : il a obtenu de bons résultats dans le traitement des ulcères phagédéniques.

M. le professeur Le Fort fait usage d'un pansement ingénieux ; il recouvre le chancre d'une compresse imbibée d'eau et d'alcool camphré, il recouvre le tout de taffetas gommé de façon à établir une *balnéation continue*. Parfois, afin d'exciter la surface suppurante, il ajoute du *sulfate de zinc*.

Le liquide alcoolisé dilue et neutralise le virus, l'humidité prévient la formation de croûtes, empêche les adhérences du linge et de la plaie, ce qui évite l'inconvénient de faire saigner le chancre. Mais on peut se demander si ce ramollissement des tissus est sans inconvénient et s'il ne prédispose pas à l'inoculation ?

Gamberini, Erasmo de Paoli, Dujardin-Baumetz ont préconisé l'emploi de *l'hydrate de chloral* dans le pansement des ulcères vénériens. Une plaie à granulations pâles et flasques, qui suppure abondamment, pansée avec une solution contenant 5 grammes de chloral pour 20 d'eau, change rapidement d'aspect, ses bourgeons deviennent rouges, son pus louable et la cicatrisation marche plus rapidement. Cette médication détermine une certaine douleur de peu de durée, comparable à celle qu'occasionne le nitrate d'argent. Dans le service de M. Terrillon, j'ai vu ce médicament employé avec succès dans les chancres mous étendus et très douloureux; son application amenait assez rapidement une diminution de la douleur.

M. Marc Sée se sert d'une solution à 3 0/0 de *silicate de soude*. Ce corps modifie très rapidement les surfaces suppurantes et amène rapidement la cicatrisation.

Le *camphre en poudre* est certainement une des meilleures préparations qu'on puisse employer dans le traitement du chancre simple. Il a fourni, entre les mains des meilleurs expérimentateurs, d'excellents résultats. Il fait tomber l'inflammation et excite la production des bourgeons charnus. On l'a employé contre le phagédénisme où il a très bien réussi.

La substance employée aujourd'hui par le plus grand nombre des médecins, substance qui selon nous est supérieure à toutes celles dont nous avons jusqu'ici parlé, c'est *l'iodoforme*. C'est M. le Dr E. Besnier qui l'a employée pour la première fois en 1866. Les excellents résultats obtenus par M. Besnier furent confirmés par de nombreux observateurs, Giuseppe Profetta, Carlo d'Amico, Cesare Bozzi, Mauriac, Izard, Petiteau, etc.

Un des avantages les plus considérables de ce médicament, c'est son action puissamment anesthésique Indépendamment de cette action anesthésique si précieuse dans certains cas, comme par exemple dans le chancre douloureux de l'anus, l'iodoforme amène rapidement la cicatrisation des chancres, même dans les cas de phagédénisme.

On doit l'employer en poudre finement pulvérisée, non en cristaux.

On applique une couche épaisse de cette poudre sur la plaie qu'on recouvre d'un tampon de charpie. Par sa simplicité même, ce pansement a l'avantage de ne pas irriter la plaie. Son efficacité peut s'expliquer par l'absorption des sécrétions par la poudre, par ses propriétés antiseptiques et aussi par la présence de l'iode qui agit favorablement sur les ulcérations vénériennes. Malheureusement son odeur pénétrante et désagréable est un obstacle à son emploi : on a bien essayé de masquer cette odeur par divers mélanges. Le Dr Chiron l'a mélangé au sulfure de carbone; M. le Dr Lindemann affirme que le baume du Pérou, à raison de deux parties de baume pour une d'iodoforme, neutralise l'odeur de celui-ci. Mais jusqu'à présent ces modifications ne sont pas entrées dans la pratique.

En Italie, Giuseppe di Bella préconise contre le chancre l'*acide salicylique* en poudre ou en pommade. Il affirme avoir par ce moyen obtenu des succès nombreux et rapides.

Mentionnons enfin l'*azotate mercureux*, le *vin d'aloès aromatique*, le *tartrate ferrico-potassique*, le *chlorate de potasse*, le *perchlorure de fer*, etc.

Un mot sur le *nitrate d'argent*. Employé jadis presque exclusivement, il est délaissé aujourd'hui qu'on possède des médicaments plus efficaces et n'offrant pas les inconvénients qu'il possède. Il tache les doigts, le linge, ses applications sont douloureuses, et il n'est pas rare qu'elles déterminent dans le voisinage des excoriations qui se chancrellisent et rendent la maladie interminable. De plus, son emploi longtemps continué amène une induration fibreuse, une constriction des tissus qui, lorsque la lésion siège sur un prépuce en phimosis, né-cessiteront une opération ultérieure (Sée).

Le *phagédénisme* impose une thérapeutique spéciale : la guérison est souvent le fruit de longs tâtonnements. On est parfois contraint d'essayer l'un après l'autre tous les agents thérapeutiques et quelquefois même sans ré-sultat. Dans les cas où les tissus offrent l'abaissement de température signalé par Benoît, on a obtenu la gué-rison en les entourant de sachets de sable chaud.

M. Després attribue le phagédénisme à la puissance de rétraction du tissu cicatriciel : il serait arrivé à neu-traliser cet élément d'insuccès en faisant naître sur la région un érysipèle, à l'aide du froid et de l'absence de pansements. Dans le cas qu'il cite, l'état fébrile mit un terme à la rétractilité du tissu cicatriciel, la douleur força le patient à l'immobilité, enfin l'oblitération mo·mentanée des lymphatiques tarit la suppuration. Ce ré-sultat a été confirmé par Ricard, puis par M. Charpen-tier en 1876. Mais d'autres expérimentateurs ont tota-lement échoué, et ce moyen hardi et dangereux a été complètement abandonné.

Etat général. — Dans le traitement du chancre sim-ple, surtout lorsqu'il vient à se compliquer de phagédé-nisme, il ne faut jamais perdre de vue l'état général. L'anémie, la scrofule doivent être combattues par le fer, les bains sulfureux, le vin de quinquina, l'huile de foie de morue, etc. La diathèse syphilitique sera traitée par les spécifiques.

Enfin, il existe des médicaments dont l'efficacité a été

consacrée par l'expérience sans qu'on puisse expliquer leur action.

Tels sont : l'*iodure de potassium*, les *préparations mercurielles* (calomel), l'*opium à haute dose*, qui a donné de bons résultats entre les mains de MM. Gailleton et de Rodet.

CHAPITRE III.

Propriétés physiques, chimiques, physiologiques. — L'acide pyrogallique, appelé aussi pyrogallol, puisque c'est un phénol triatomique, s'obtient par distillation sèche de l'acide gallique dont il renferme en réalité les léments, moins CO^2

$$C^7H^6O^3 - CO^2 = C^6H^6O^3 \text{ acide pyrogallique.}$$

Ce corps se présente sous l'aspect de lamelles d'un blanc éclatant de saveur très amère avec une odeur empyreumatique.

Il fond vers 115° et bout à 210°. Chauffé brusquement vers 250° il noircit et se dédouble en acide métagallique et en eau. Sa légèreté est remarquable.

A 13° il est soluble dans 2 fois et demi son poids d'eau c'est-à-dire dans un volume d'eau qui atteint à peine le tiers du sien. Il est aussi très soluble dans l'alcool, l'éther, la glycérine.

La solution aqueuse exposée à l'air, brunit et s'altère rapidement et pour peu que le mélange soit alcalin, l'oxygène de l'air est absorbé avec une grande rapidité. Elle se colore par un lait de chaux en pourpre, puis en brun ; par l'hydrate de baryte, en brun, puis en noir ; par le sulfate ferreux en bleu indigo, par le chlorure

ferrique en rouge. Enfin il réduit violemment les sels
minéraux fortement oxydés tels que le permanganate de
potasse ou le nitrate d'argent. Au contraire tous les
corps gras, sauf la stéarine, n'offrent pour lui aucune
affinité. — Sa solution est neutre.

L'acide pyrogallique est caustique et sa pommade
suffisamment forte, agit à ce point de vue de la même
façon que la pâte arsenicale (Hebra et Kaposi).

L'acide pyrogallique administré à l'intérieur est to-
xique, il s'empare de l'oxygène du sang et amène la
mort par asphyxie en produisant les mêmes accidents
que le phosphore (Personne). Judell a montré qu'en
introduisant 2 à 3 grammes de cette substance dans
l'estomac d'un chien, onprovoque des accidents toxiques;
pour une grenouille il suffit d'une dose de 0,10 centi-
grammes.

Il est facile de constater la présence de ce corps dans
l'urine, où il apparaît très rapidement. On ajoute à
celle-ci quelques gouttes d'une solution diluée de per -
chlorure de fer, et l'urine prend une coloration d'un
ver pâle ; l'addition de potasse lui donne la coloration
de l'encre. On peut aussi constater la présence du pyrogallol dans le sang et la bile.

Jusqu'ici cet agent a été surtout employé à l'extérieur.
Hebra et Jarisch n'ayant dans le traitement du psoriasis
jamais eu à constater de phénomènes d'intoxication,
on s'était exagéré son innocuité.

A. Neisser dans un travail récent basé sur des études
cliniques et expérimentales, et traduit dans *Lyon médical*, année 1880, a prouvé que, même appliqué ex-
térieurement, l'acide pyrogallique est un médicament

des plus violents. Voici le fait remarquable qu'il cite :

Un malade fort et robuste, âgé de 34 ans, était entré à la clinique de Breslau pour un psoriasis généralisé. Après divers traitements, on employa la *chrysarobine* (extrait alcoolique de rhubarbe à 20 pour 100 dans une pommade) sur une moitié du corps et de la pommade pyrogallique à 10 pour 100 sur l'autre moitié. Six heures à peine après cette dernière friction, le malade fut pris de frissons intenses, vomissements, collapsus profond : ces symptômes alarmants ne tardèrent pas à céder; mais au bout de 40 heures, de nouveaux accidents se produisirent et le malade succomba dans le coma, avec un abaissement très marqué dans la température, quatre jours après l'application de la pommade. L'urine rendue en dernier lieu offrait tous les caractères de l'hémoglobinurie; cette urine avait une teinte brun foncé, avec des reflets verts dans les couches supérieures : il n'y avait pas, fait caractéristique, de globules sanguins dans les sédiments, mais on y rencontrait des masses de gouttelettes noirâtres, amorphes ou de cylindres. Examiné au microscope, le liquide fait apparaître les lignes E et D, caractéristiques de l'hémoglobine.

A l'autopsie, on trouve le sang d'un brun pâle ; on y distingue au microscope, outre les globules sanguins intacts, de nombreux fragments de globules ; les reins offraient une coloration d'un bleu noir, les canalicules se montraient sous l'aspect de stries noirâtres à direction radiée; au microscope, on y distinguait des masses rappelant exactement celles trouvées dans le sédiment urinaire.

Une série d'expériences faites sur les animaux prouva que c'était bien à l'acide pyrogallique et nullement à la chrysarobine qu'était due l'intoxication : les animaux auxquels on injecta de l'acide pyrogallique moururent tous en présentant toujours les mêmes accidents.

Cette action spéciale de l'acide pyrogallique s'expliquerait par le pouvoir considérablement absorbant de l'acide sur l'oxygène en présence des alcalis, et par sa décomposition. L'aide pyrogallique détruit, dès qu'il a pénétré dans le sang, une partie des globules rouges, l'hémoglobine se trouve dissoute dans le plasma, et les débris des globules sanguins restent suspendus dans le liquide sous forme de fragments. Ces fragments amènent l'obstruction des canalicules urinaires et l'acide pyrogallique, retenu plus longtemps dans l'organisme, exerce son action délétère d'une façon plus continue : l'auteur n'a pu déterminer le mode de production des cylindres pigmentaires des canalicules.

Propriétés antiseptiques de l'acide pyrogallique. — Dans un travail publié en janvier 1879, dans *Lyon médical*, M. Bovet, de Neuchâtel a expérimenté les propriétés antiseptiques et antifermentescibles du corps qui nous occupe. En raison des applications pratiques assez importantes dont elles nous ont paru susceptibles, et aussi parce qu'elles paraissent répondre à des vues théoriques concernant la façon d'évoluer des ulcères virulents leur traitement, et nous donnons ici ses conclusions :

1° Le pyrogallol empêche la décomposition des tissus animaux frais : ceux-ci trempés dans une solution de cette substance peuvent y séjourner pendant des mois sans qu'il s'y développe des micro-organismes et qu'il y ait d'odeur : il suffit pour cela d'une solution de 1 à 1 1|2 0|0.

2° Mis en contact avec une substance animale répandant une forte odeur de putréfaction, et remplie de bactéries, l'acide pyrogallique lui enlève son odeur et détruit les bactéries en peu de temps. Il faut pour cela une solution d'au moins 2 1|2 0|0.

3° On peut contrôler directement sous le microscope l'effet de l'acide pyrogallique sur le *baccillus subtilis* qui cesse de se mouvoir dans une solution à 3 0|0.

4° L'acide pyrogallique empêche la fermentation alcoolique. En présence de levûre alcoolique le sucre de raisin ne se dédouble pas s'il est dissous dans une solution d'acide à 2 0|0;

5° Cette substance empêche la formation de la moisissure.

Il est donc prouvé que ce corps jouit de propriétés antiseptiques marquées : doit-il ces propriétés à son avidité pour l'oxygène et en tuant pour ainsi dire par asphyxie les micro-organismes, en leur enlevant le moyen d'oxyder les substances organiques ? Ou bien cette vertu antiseptique est-elle une propriété commune à tous les phénols aromatiques si bien représentés sous ce rapport par le phénol par excellence ? Ce serait anticiper que de vouloir trancher la question.

On s'est demandé s'il ne serait pas possible d'utiliser en chirurgie ces propriétés remarquables, et on a même fait dans ce sens quelques essais, mais il nous semble qu'en présence des dangers que présente son emploi, il vaut mieux s'abstenir et recourir à des agents moins dangereux sinon plus efficaces,

CHAPITRE IV.

L'acide pyrogallique a été récemment introduit dans
la thérapeutique par le Dr Jarisch, assistant de la clinique
du professeur Hébra, de Vienne. C'est en se basant sur
les considérations chimiques qu'il fut amené à essayer
cet agent dans le traitement du psoriasis, concurrement
avec l'*alizarine* et la *chrysarobine*. L'alizarine ne donna
aucun résultat, l'acide pyrogallique au contraire réussit
parfaitement. Dans un mémoire traduit par M. Diday, et
paru dans Lyon médical en 1876, Kaposi confirma ces résultats. L'acide pyrogallique fut aussi employé avec succès par cet auteur dans le lupus et l'hépithélioma cutané.

A l'hôpital Saint-Louis, M. Vidal en juin 1878, M. Besnier en janvier 1879, M. Lailler, ne tardèrent pas à mettre
en usage le nouvel agent thérapeutique. M. Arragon,
dans sa thèse de Paris de 1879, M. Brugère dans une
thèse paru à Lyon vantent aussi ses heureux effets dans
le traitement du psoriasis et de diverses maladies cuta-
nées. En dernier lieu, M. le Dr Charassé, dans un article
de *Montpellier médical* du mois de mai 1880, constate
les heureux résultas obtenus à l'hôpital Saint-Eloi dans le
traitement du psoriasis par l'acide pyrogallique.

Comme on le voit, pendant un certain temps l'emploi

de ce médicament si actif a été limité à quelques maladies de la peau et en particulier au traitement du psoriasis.

M. Vidal est le premier qui ait eu l'idée de se servir de l'acide pyrogallique pour le traitement du chancre mou. Le résultat des expériences qu'il poursuivit à ce sujet fut communiqué par lui, à la Société de thérapeutique dans sa séance du 27 janvier 1880.

Douleur modérée, de courte durée, ne dépassant jamais 10 à 15 minutes, action du médicament limitée au tissu morbide, tels sont les avantages signalés d'abord par M. Vidal, dans l'emploi de la pommade à l'acide pyrogallique. C'est cette action caustique, si facile à limiter et en même temps si peu douloureuse, qui lui parut des mieux appropriées pour modifier la surface ulcérée des chancres simples et arrêter le phagédénisme.

« La première tentative, dit M. Vidal, fut suivie d'un résultat plus heureux.

Un homme entré dans mon service avec un chancre simple du frein de la verge avait été inoculé en deux points de l'abdomen.

Les trois ulcérations ne tardèrent pas à s'élargir et à devenir phagédéniques. En vain j'avais tenté d'en arrêter les progrès par des cautérisations au sulfate de cuivre, des pansements à l'iodoforme et à l'alcool camphré. Après un mois de ce traitement et quelques moments d'arrêt passager, les ulcérations avaient grandi ; celle de la verge avait atteint le diamètre d'une pièce de 1 fr. celle du côté droit de l'abdomen avait la grandeur d'une pièce de 2 fr., et celle du côté gauche, d'une pièce de 5 fr.

Un plumasseau de charpie enduit de pommade composée de 10 grammes d'acide pyrogallique pour 40 de vaseline, et appliqué une fois par jour, pendant trois jours consécutifs, modifia la surface des plaies atteintes de phagédénisme. Le pansement à l'iodoforme fut ensuite repris et la cicatrisation marcha rapidement ».

Depuis cette époque M. Vidal a plusieurs fois employé le même moyen pour arrêter la marche des chancres simples. Il lui a, dit-il, suffi généralement de trois à quatre pansements avec cette pommade pour modifier l'aspect des plaies.

De plus, chose importante à considérer, il a pu constater que le pus d'un chancre simple, pansé depuis trois jours avec de la pommade pyrogallique, avait absolument perdu toutes ses propriétés virulentes, et que son inoculation au malade restait sans résultat.

Après les divers essais comparatifs auxquels il se livre, M. Vidal reste convaincu que la préparation la meilleure était la pommade à base d'axonge ou de vaseline. Il employa la pommade au dixième, la même qui est usitée dans le traitement du psoriasis, sans jamais augmenter la dose, même pour le pansement des ulcères phagédéniques.

« Chez un homme de 32 ans, dit encore M. Vidal, il a suffi de cinq applications de cette pommade pour arrêter le phagédénisme d'un chancre du diamètre d'une pièce de 2 fr. et de 1 centimètre de profondeur, et cela dans les plus mauvaises conditions de santé. Seize jours après le début du traitement, la cicatrisation était complète. »

Ces résultats considérables, et bien dignes d'attirer

l'attention des observateurs, engagèrent M. Mauriac à faire l'essai de ce nouvel agent thérapeutique dans son service de l'hôpital du Midi. Mais les résultats, disons-le, ne lui avaient pas paru favorables et il en a complètement abandonné l'emploi. Peut-être doit-on attribuer l'insuccès du nouveau traitement aux modifications introduites dans son administration, et surtout à la trop grande dilution du mélange topique.

En effet, dans ces derniers temps, M. Terrillon, chirurgien à Lourcine, a eu l'idée de reprendre les expériences relatives à ce traitement, et par les modifications qu'il a introduites dans l'administration du médicament, il a, selon nous, réussi à le rendre à la fois plus pratique et plus efficace. Depuis bientôt cinq mois tous les chancres mous qui ont passé dans son service ont été traités par sa méthode, sans distinction d'âge, de siège, ni d'étendue, et jusqu'ici on n'a eu qu'à se féliciter des résultats obtenus.

Les négligences inévitables du pansement ont même permis d'établir comparativement les progrès faits par l'ulcère abandonné à lui-même, et l'amélioration apportée par le traitement. Or, ces résultats ont paru assez satisfaisants pour qu'on ait entièrement renoncé à l'usage du nitrate d'argent et de l'iodoforme.

M. Terrillon, de même que M. Vidal, s'est préoccupé de déterminer la dose qu'on devait employer et de rechercher sous quelle forme il convenait le mieux d'administrer le médicament.

Comme à M. Vidal, la pommade lui a d'abord paru être le meilleur mode d'administration de l'acide pyrogallique, mais au lieu d'employer comme celui-ci de la pommade au dixième, voire même au cinquième, et cela pour des chancres ordinaires et même phagédéniques, M. Terrillon ne fait usage que de préparation à 20 0⁄0 d'acide pyrogallique, de telle sorte qu'à l'action en quelque sorte spécifique exercée par l'acide sur l'ulcération chancreuse, vient se joindre une action caustique assez faible pour ne pas incommoder le malade.

Ainsi que nous venons de le dire, M. Terrillon a d'abord donné la préférence à la pommade et a rejeté les solutions : les résultats qu'il avait auparavant obtenus en traitant les vaginites par des applications topiques de pommade tannique, l'avaient en effet conduit à penser que ce n'est pas à une action instantanée et en quelque sorte brutale qu'il faut demander le succès dans ces affections, mais bien à une modification lente amenée par le contact prolongé des substances actives.

Une autre raison qui devait faire rejeter les solutions, c'est que non seulement l'application dure à peine quelques secondes, mais encore les malades qui viennent de les subir et qui en souffrent pendant quelques instants, n'ont en général rien de plus pressé que de courir se laver, de sorte que le chancre reste abandonné à lui-même jusqu'à une nouvelle application. L'emploi de la vaseline pure lui a aussi paru défectueux, dans la confection de la pommade, car la vaseline au contact de la chaleur du corps se liquéfie presque instantanément et se comporte presque comme un liquide, de telle sorte que les résultats ne devaient être et n'ont été, en réalité, guère satisfaisants.

M. Terrillon a donc modifié la formule de la façon suivante :

Amidon............ 40 grammes.
Vaseline..... ..... 120 —
Acide pyrogallique... 40 —

Ce mélange est pâteux, imprègne bien les surfaces malades sans se liquéfier, et cette incorporation de l'amidon, substance inerte, incapable de réagir chimiquement sur l'acide pare à tous les inconvénients que nous avons signalés dans l'emploi de la vaseline.

Il est nécessaire que cette pommade soit fraîche pour agir efficacement : on fera bien en outre de l'enfermer dans un flacon bouché à l'émeri, car nous savons que l'acide pyrogallique tend à absorber l'oxygène de l'air; il se comporte comme un agent éminemment réducteur, se combine aux poussières minérales ou alcalines suspendues dans l'atmosphère, de telle sorte que la pommade brunit rapidement; or quand elle est ainsi brunie elle perd une grande partie de son efficacité et cause aux malades de vives douleurs.

Quant à la manière d'appliquer la pommade, le meilleur moyen est de l'étendre directement sur la plaie à l'aide d'une stapule, en tâchant de la faire pénétrer partout et de combler toutes les anfractuosités.

Dernièrement M. Terrillon considérant que la vaseline, quoique moins nocive que l'axonge n'en est pas moins un corps gras et sachant toute l'importance attachée par Ricord à ce précepte, de ne point panser avec des corps gras les ulcères chancreux, sous peine de les voir devenir phagédéniques, s'est décidé, malgré les bons effets qu'il en avait obtenus à remplacer sa pommade, et à essayer d'une nouvelle préparation d'acide pyrogallique, sous forme de poudre ainsi composée :

Acide pyrogallique...   20 grammes.
Amidon.............   80   —

Un petit soufflet sert à insuffler la poudre sur les parties malades : l'amidon, humecté par les liquides qui s'écoulent, fait pâte là où il se dépose, retenant avec lui l'acide pyrogallique on a ainsi tous les avantages de la pommade, à savoir, l'adhérence aux parties malades et le contact prolongé, en même temps qu'on évite l'inconvénient que pouvait présenter l'emploi d'un corps gras dans le pansement du chancre.

Les symptômes subjectifs sont presque nuls : la douleur que les malades ressentent au moment de l'application est assez légère et ne dure guère ; les insufflations de poudre ont sur la pommade l'avantage de ne pas nécessiter de pression à la surface de l'ulcère et de supprimer par là une des causes de la douleur.

Nous allons maintenant donner quelques observations recueillies dans le service de M. Terrillon, et qui viennent à l'appui de ce que nous venons de dire : une partie d'entre elles portent sur des chancres mous soignés avec de la pommade, les autres sur des chancres soignés par la poudre, ce qui nous permettra d'établir la comparaison entre ces deux modes d'administration de l'acide pyrogallique.

OBSERVATIONS (1).

Louise F..., 17 ans, entrée le 13 février 1881 à Lourcine salle Saint-Bruno.

Pas de syphilis. Chancre mou de la fourchette empiétant sur l'entrée du vagin : quelques follicules chancreux disséminés dans la zone péri-génitale.

Le chancre date de 15 jours ; engorgement des ganglions de l'aine, pas de bubon.

Cautérisation au crayon de nitrate tous les deux jours, poudre de talc dans l'intervalle. Ce traitement fort douloureux n'avait amené aucun résultat au bout de huit jours.

Le 20 février, première application de pommade pyrogallique, application renouvelée tous les deux jours, elle ne produit de douleur que pendant cinq minutes.

Le 25 février, l'ulcération de la fourchette se déterge, les bords sont moins saillants, le fond est rouge et bourgeonnant, la lésion se nivelle. Coloration légèrement blanchâtre, pas de fausse membrane brunâtre, l'ulcère étant entièrement muqueux.

Le 10 mars, cicatrisation complète, l'ulcération est remplacée par un bouquet de végétations disséminées en plusieurs points de la vulve.

Un petit chancre interfessier, contemporain de la lésion vulvaire et traité par les seules cautérisations au nitrate, est encore creusé et chancreux, la malade en souffre bien plus que de la vulve.

15 mars, l'acide pyrogallique a guéri ce petit ulcère en quatre jours.

Remarques. — Cette observation est intéressante, non seulement parce qu'elle permet de déterminer nette-

---

(1) Les premières observations que nous publions ici ont été extraites de l'article de MM. Lermoyez et Hibier. publié dans le Bulletin thérapeutique de mai 1881.

ment le temps qu'il a fallu à l'acide pyrogallique po ur amener la guérison, mais aussi parce qu'elle permet d'établir une comparaison frappante entre l'action de l'acide pyrogallique et celle du nitrate d'argent.

Obs. II. — Chancre phagédénique de la région vulvo-anale:

Emilie M..., 32 ans, entrée le 26 février 1881 à Lourcine salle Sainte-Marie, n° 22.

Chancre mou phagédénique datant de cinq semaines, étendu de la fourchette au coccyx, à une distance de 6 à 7 cent. de chaque côté du sillon interfessier : sécrétion sanieuse à odeur infecte.

Deux chancres de la lèvre gauche de la grandeur d'une pièce de 50 cent.

Le lendemain de l'entrée, toute la lèvre gauche est envahie et la droite se prend. Douleurs très vives, marasme et phénomènes hectiques.

On soumet la malade au traitement par l'acide pyrogallique, sous forme de pommade, 2 applications par jour. Les douleurs restent cependant très vives et ne cèdent qu'à l'opium.

Le 1er mars, l'ulcère fessier a cessé de s'étendre, les bords sont recouverts d'épaisses croûtes noirâtres. A la vulve où la pommade a été mal appliquée, le chancre mou a tout envahi, il a gagné le vagin, déterminant un écoulement putride et des douleurs abdominales.

Pendant 10 jours, on continue le traitement en y joignant des bains de siège amidonnés. Toutes les parties malades sont couvertes d'un magma noirâtre au milieu duquel il est impossible de rien distinguer.

15 mars. La fausse membrane bombe, on voit à sa place une plaie rose et bourgeonnante d'excellent aspect.

Remarques. — L'observation ci-dessus vient à l'appui de celles de M. Vidal, et prouve avec quelle rapidité et quelle sûreté un énorme phagédénisme a été arrêté et guéri. Ce qui d'ailleurs prouve bien que le chancre n'avait nulle tendance à la guérison, c'est que là où la pommade a été mal appliquée, le processus a marché avec une foudroyante rapidité pour céder bientôt à des applications soigneusement faites.

{ Obs. III. — Chancres mixtes vulvaires.

Marie B..., 17 ans tempérament lymphatique, entrée le 26 février 1881, salle Saint-Bruno à Lourcine.

Deux chancres mous symétriques à la face interne de ses petites lèvres, aucune manifestation syphilitique. Chancres normaux, mais il y a un œdème mou de la petite lèvre droite qui laisse des doutes sur la spécificité du mal. Pas de bubon, quelques ganglions de l'aîne droite, Les chancres sont vierges de toute médication.

Première application d'acide pyrogallique le 28 février. La pommade est mal supportée et détermine une vive douleur pendant plusieurs heures. Les jours suivants, trois applications amènent des douleurs de plus en plus fortes, la malade dort mal, des bains de siège prolongés la calment à peine.

6 mars. Les chancres vont mieux, on cesse la pommade, ils se nivellent mais prennent une coloration jaunâtre, tandis que la base se parchemine.

22 mars. Les chancres se sont indurés : apparition de plaques muqueuses.

Remarques. — Cette observation montre l'action nocive de l'acide pyrogallique sur le chancre mixte. Nous voyons que cet agent, si bien supporté dans le chancre, s'accompagne ici de vives douleurs qui durent pendant toute la médication, laquelle du reste n'amène aucune amélioration.

Cette douleur violente ne pourrait-elle pas aussi,

dans les cas douteux, mettre en garde l'observateur et
le mettre sur la trace de la syphilis ?

Obs. IV. — Bubon chancreux et chancre vulvaire.

Adelaïde C..., 18 ans, entrée le 13 février 1881 à Lourcine, salle
Saint-Bruno.

Chancre mou de la petite lèvre droite avec bubon de l'aine gauche
en voie de ramollissement. En outre, deux petits chancres mous à la
racine de la cuisse droite.

Du 20 au 26 février, 3 applications de pommade à l'acide pyrogallique.

Le 1er mars, les trois chancres sont cicatrisés : celui de la vulve est
remplacé par une surface rose et bourgeonnante.

Le 10 mars, le bubon complètement suppuré est ouvert au bistouri.

Le 14 mars. La plaie inguinale devient chancreuse. On institue le
traitement par l'acide pyrogallique qui ne provoque aucune douleur
chez cette malade. On en fait deux applications quotidiennes pendant
cinq jours. A ce moment, le pus a perdu ses propriétés virulentes, une
double inoculation reste négative.

25 mars. Plaie en pleine voie de cicatrisation.

Obs. V. — Chancre anal et bubon chancreux.

Jeanne B..., 24 ans, entrée le 13 février 1882 à Lourcine, salle
Saint-Bruno.

Chancre de la partie gauche de l'anus, très douloureux au moment
de la défécation, bubon commençant dans l'aine droite.

La malade est en outre syphilitique, la malade offre des plaques érosi-
ves à l'anus et à la vulve. Cependant dès les premières applications de
pommade la douleur à la défécation est notablement diminuée.

Le bubon suppure et est ouvert le 15 mars : il devient chancreux.
Traité par la pâte de Canquoin appliquée pendant trois quarts d'heure
il se modifie mal et sécrète encore le lendemain un pus inoculable.

Un seul jour à deux applications de pommade a suffi à détruire le virus. On n'obtient rien à l'inoculation, et dès lors ¡la cicatrisation marche rapidement.

Remarques. — Les deux dernières observations sont une preuve de l'action bienfaisante exercée sur les bubons chancreux par la pommade pyrogallique. Dans l'observation IV, on remarquera que l'application de la pommade sur un bubon n'a pas amené de douleurs ; dans l'observation V, l'acide pyrogallique s'est montré supérieur à la pâte de Canquoin, d'abord comme modificateur de la plaie, et puis comme agent destructeur de la virulence.

Obs, VI. — Chancre folliculaire.

Marguerite C.,. 16 ans, entrée le 3 février 1881, salle Saint-Bruno, à Lourcine.

Région périnéale couverte de chancres mous folliculaires, multiples à tendance phagédénique, vulve œdématiée, pas de bubon.

La malade n'est pas syphilitique.

La douleur extrêmement vive qu'elle éprouve empêche la marche; le sommeil est impossible et le décubitus latéral seul peut être supporté.

Pendant dix jours les chancres mous sont traités par des insufflations d'iodoforme : ils continuent à s'étendre et se rejoignent en formant de larges plaques ulcérées.

15 février. Première application de pommade pyrogallique, qu'on continue pendant quatre jours le matin seulement.

Le 20. Amélioration très notable. La phagédénisme est non seulement arrêté, mais les plaies cessent de s'étendre, se nivellent et au lieu d'être creuses forment des bourgeons saillants et rougeâtres. On cesse tout traitement, on emploie le talc, poudre inerte qui favorise la cicatrisation laquelle avance vite.

1er mars. Le malade se lève et marche. A la fin du mois, elle sort guérie sans aucune trace de son affection antérieure.

Remarques. — Cette observation nous montre l'iodoforme et l'acide pyrogallique successivement employés
dans un même cas. Malgré la vertu anesthésiante qu'on
se plaît à lui attribuer, l'iodoforme n'a pas diminué les
douleurs et, de plus, il n'a pas amélioré la plaie. Bien
que son action soit plus lente à se manifester que celle
de l'acide-pyrogallique, une durée de dix jours de traitement aurait dû suffire pour manifester ses bons
effets.

Obs. VII. — Chancre de la fourchette.

Camille D..., 21 ans, entrée le 21 mars 1881, salle Saint-Brun à
Lourcine.

Petit chancre mou de la fourchette, de la grandeur d'une pièce de 1 fr.
datant de dix jours ?

Bubon non suppuré sous les adducteurs de la cuisse gauche.

Application d'un vésicatoire sur le bubon.

Sur le chancre mou, on fait deux applications de pommade à l'acide
pyrogallique, à trois jours d'intervalle.

Le 1er avril, chancre complètement cicatrisé : depuis trois jours l'induration phlegmoneuse a également disparue.

Obs. VIII. — Chancre mou de l'anus.

Palmyre B..., entrée le 11 juin 1881 à Lourcine, salle Saint-Bruno,
Cette malade est exempte de syphilis.

Chancre mou fissural de l'anu offrant lors de son entrée le diagnostic
d'une pièce de 2 fr. datant de quinze jours.

Engorgement des ganglions de l'aine avec bubon à l'aine droite.

Nombreuses végétations périvulvaires. Vaginite avec écoulement
abondant, muqueuse peu rouge.

Cette malade est très déprimée, éprouve de vives douleurs, et marche
difficilement.

Le 13 juin. L'ulcération s'est notablemént étendue et a pris un caractère phagédénique, Application de poudre d'acide pyrogallique deux

fois par jour. La vaginité est soignée par la méthode habituelle de M. Terrillon, consistant en applications locales de pommade au tannin.

La douleur provoquée par l'application de poudre pyrogallique est modérée et ne dépasse pas cinq minutes.

Le 21. L'ulcération s'est actuellement améliorée, le fond s'est exhaussé et est devenu plat, il |est recouvert d'une fausse membrane jaunâtre, d'aspect couenneux, les bords sont recollés et l'on juge à propos de suspendre le traitement.

Le 24. Apparition de nouveaux chancres situés au pourtour de l'ancienne ulcération. Ces chancres ont sans doute été inoculés par le grattage.

Un chancre contemporain de l'ulcération primitive et situé sur la fesse droite n'a pas paru sensiblement influencé jusque là par le traitement.

On reprend l'emploi de la poudre pyrogallique.

Application de compresses de chloral pour calmer les douleurs.

Le 27. Douleurs persistantes malgré l'application des compresses de chloral quant à l'ulcération, ses progrès sont arrêtés et elle reprend son aspect favorable.

Le 28, L'amélioration continue, mais les douleurs persistent on fait une piqûre de morphine.

1er juillet. Chûte de la fausse membranc, on aperçoit une plaie rosée, bourgeonnante. Les douleurs persistent cependant. On applique de nouveau des compresses de chloral.

Obs. IX. — Chancres mous de l'anus.

Marie, 22 ans, entrée le 11 juin 1881 à Lourcine, salle Saint-Bruno, numéro 7.

Cette malade est affectée d'un chancre infectant siégeant sur la grande lèvre qui est molle œdémateuse.

De plus, elle offre un chancre mou datant de 15 jours et situé sur la fourchette; un autre chancre mou siège sur un gros condylôme situé à la partie inférieure de l'anus et remonte jusque dans l'intérieur de l'orifice rien du côté du col ni du vagin.

On institue le traitement par la poudre d'acide pyrogallique appliquée deux fois par jour. Douleur modérée ne se prolongeant pas au delà de cinq minutes.

La malade offre la pléiade ganglionnaire syphilitique.

Le 21. La plaie qui a été constamment en s'améliorant, offre un fond jaune plat, exhausée avec des bords complètement recollés. On cesse l'application de la poudre.

Le 24. La plaie offre un fond non bourgeonnant d'excellent aspect.

Le 28. La cicatrisation est complète.

Remarques. — La coexistence de la syphilis et du chancre mou n'empêche pas, comme on le voit ici, de recourir au traitement par l'acide pyrogallique. D'après l'observation III, on a pu voir que le chancre mixte est rebelle à la médication, mais c'est seulement à cause de l'action locale de l'acide pyrogallique sur l'élément syphilitique du chancre mixte. Lorsque, comme dans le cas qui nous occupe, les deux espèces de chancres sont situés sur des points différents et éloignés, rien n'empêche de recourir à l'acide pyrogallique.

Obs. X. — Syphilis et chancres mous.

Jeanne T..., 32 ans, entrée à Lourcine le 4 juin 1881, numéro 15, salle Saint-Bruno.

La malade est syphilitique depuis trois ans.

Depuis deux mois elle est atteinte d'un chancre mou à tendance phagédénique, situé dans la rainure de la grande lèvre droite, ce chancre est accompagné d'un œdème vulvaire considérable.

On ne trouve rien à l'anus, les ganglions de l'aine sont légèrement engorgés, il n'y a pas de bubon.

Le 7. On institue le traitement par l'acide pyrogallique sous forme de poudre qu'on applique deux fois par jour. Les douleurs sont assez vives mais ne se prolongent au delà de 10 à 15 minutes.

Le 10, L'ulcère a cessé de s'étendre, les bords sont recouverts d'épaisses croûtes noirâtres, le fond est jaune et comme recouvert d'une fausse membrane. La peau saine environnante est recouverte d'une

Andrieu.   5 mince couche noirâtre produite par l'acide pyrogallique ; cette pellicule est le siège de démangeaisons légères.

Le 21. L'amélioration s'étant continuée, l'ulcère étant revenu plat, et ses bords s'étant recollés, on cesse l'emploi de la poudre pyrogallique.

Le 24. Le phagédénisme qui paraissait arrêté se manifeste de nouveau ; la fourchette et la vulve sont presque totalement envahies : on reprend l'emploi du médicament comme ci-devant.

Le 28. L'ulcération a cessé de s'étendre, le fond est toujours creusé, mais la suppuration a diminué et l'amélioration reprend.

1er juillet. Le phagédénisme est complètement arrêté. La plaie offre un fond jaunâtre, couenneux, ses bords sont entourés d'un bourrelet noirâtre, qui, ainsi que nous le savons, est ordinairement d'un pronostic excellent.

Obs. XI. — Chancres multiples périgénitaux.

Augustine G.., 25 ans, entrée le 11 juin 1881 à Lourcine, salle Saint-Bruno, n° 19.

Cette malade est affectée d'un chancre mou anal de la grandeur d'une pièce de 2 fr. et remontant jusque dans l'orifice. Ce chancre repose sur un condylôme. Dans la zone périgénitale, nombreux chancres folliculaires. Les grandes lèvres sont tuméfiées et œdémateuses.

Un chancre sur la fesse droite, de la grandeur de 50 cent.

Le 13. Cette malade est soumise au traitement par la poudre d'acide pyrogallique, employée une par jour. Il se produit autour de l'ulcération, et particulièrement sur les bords, une croûte brunâtre qui vient successivement recouvrir presque toute l'ulcération.

La douleur que provoque l'application de la poudre est modérée et ne dépasse jamais cinq minutes.

Tandis que, sous l'influence de la médication, les chancres muqueux s'exhaussent, se nivellent, changent d'aspect, le petit chancre cutané de la fesse droite, quoique favorablement influencé, semble marcher d'un pas moins rapide vers la cicatrisation.

Depuis le 13 jusqu'au 19, il a été fait 6 applications de poudre pyrogallique. Le 19, l'amélioration constatée est telle, qu'on cesse toute médication.

Le 24. Les chancres sont en pleine voie de réparation.

Le 28. Les plaies ulcéreuses sont presque complètement cicatrisées, le fond est rose et plat. Le chancre de la fesse lui-même marche franchement vers la cicatrisation.

Obs XII. — Chancre mou condylomateux de l'anus et chancre infectant.

Julia M..., 19 ans, entrée le 19 juin 1881 à Lourcine, salle Saint-Bruno, n° 20.

Deux chancres indurés, presque symétriques sur la commissure de la vulve. Ces chancres qui datent d'un mois sont en pleine voie de réparation, mais sont cependant très douloureux. La malade a été soignée à Lariboisière, où on lui a fait subir un traitement mercuriel.

Pléiade ganglionnaire dans l'aine.

A l'anus on trouve un chancre mou, condylômateux, datant de la même époque, et qui cause de vives douleurs au moment de la défécation.

Vaginite intense muqueuse, rouge, granuleuse, écoulement purulent.

Rien de cutané ni de buccal.

Deux applications par jour de poudre d'acide pyrogallique sur le chancre mou de l'anus.

Deux pilules de protoiodure par jour.

Contre la vaginite, application topique de pommade au tannin.

Le 21. L'ulcération chancrelleuse s'est détergée, les bords sont moins saillants.

Le 24. L'amélioration s'est continuée, le fond de l'ulcère est recouvert d'une fausse membrane jaunâtre. Apparition de la roséole syphilitique.

Le 28. Le chancre mou de l'anus est presque complètement cicatrisé. Au contraire, les deux chancres indurés sur lesquels on avait fait des applications intempestives de poudre pyrogallique ont été violemment irrités.

En examinant au spéculum le col de la matrice, on aperçoit un chancre qu'on suppose infectant sur la lèvre inférieure.

On continue les applications de pommade tannique contre la vaginite qui s'est déjà notablement améliorée.

Le 1er juillet, la malade est complètement guérie de son chancre mou.

Obs. XIII. — Chancre mou de l'anus.

Louise L..., 22 ans, entrée le 20 mai 1881 à Lourcine, salle Saint-Bruno, n° 21.

La malade offre quelques plaques muqueuses sur les grandes lèvres et au pourtour de l'anus. Pléiade ganglionnaire syphilitique.

Condylôme anal énorme, ulcéré et très endurci. Chancre mou de la grandeur d'une pièce de 1 fr., situé sous la rainure interfessière.

Roséole au début : l'anus a été l'objet de dilatation mécanique (pédérastie).

Le chancre mou a été pansé avec de la poudre à l'acide pyrogallique d'abord une fois, puis deux fois par jour.

Le 24. Le chancre est encore recouvert d'une couche brunâtre.

Le 28. Le chancre condylômateux de l'anus s'est transformé en une plaie plate, à fond rosé bourgeonnant. Quant au chancre de la rainure interfessière, il est complètement cicatrisé.

Le 1er juillet. Commencement de cicatrisation du chancre mou de l'anus.

Obs. XIV. — Chancre mou de la fourchette.

Marie G.., entrée le 4 juin 1881 à Lourcine, salle Saint-Bruno, n°29.

Chancre mou de la fourchette vulvaire de la grandeur d'une pièce de 1 franc, chancre de l'anus avec petits condylômes, chancres folliculaire des organes périgénitaux, peut-être même chancre folliculaire du col ultérin. Le pus de ce dernier a été inoculé le 6 juin, sans donner de résultat.

Le 6. Les chancres de la vulve avaient augmenté de dimension avec tendance au phagédénisme. Douleurs fort vives contre lesquelles on a fait usage de compresses de chloral.

Institution du traitement par la poudre d'acide pyrogallique. Du 6 au 21, on a fait 6 applications de poudre pyrogallique.

Le 21. Les bords des chancres sont recollés, le fond s'est exhaussé il est jaunâtre, comme recouvert d'une membrane couenneuse. Autour de lui, la peau saine est recouverte d'un follicule brunâtre.

Le 24. L'amélioration s'est continuée, le fond apparaît plat, rose, avec tendance manifeste à la cicatrisation.

Le **28.** Cicatrisation presque complète de l'ulcération. On ne donne plus que des compresses de chloral pour calmer les douleurs assez vives qu'éprouve la malade.

Le 1er juillet. Guérison complète ; la malade ne souffre plus.

RÉCAPITULATION DES RÉSULTATS OBTENUS PAR L'ACIDE
PYROGALLIQUE.

Des faits que nous venons d'exposer ressortent les avantages attachés à l'emploi de l'acide pyrogallique : nous allons les résumer rapidement. Nous n'avons pas la prétention, avec le petit nombre de faits présentés, de trancher d'une façon absolue toutes les questions relatives au traitement du chancre simple : nous ne voulons seulement que mettre en relief les propriétés de ce médicament nouveau, pensant qu'il y a une place à prendre entre le nitrate d'argent, dont l'action est superficielle, et l'iodoforme, dont l'efficacité certaine, mais lente compense mal l'insupportable et pénétrante odeur.

1° *Durée du traitement.* Un point capital à spécifier est sans contredit la durée de la cure. Une moyenne en pareille matière est chose difficile à établir, même approximativement. Cependant nous pouvons avancer qu'avec l'acide pyrogallique, on observe une cicatrisation plus rapide qu'avec tout autre médicament. La lésion se conduit comme une plaie simple, c'est-à-dire que les phases de la réparation se comptent par jours.

La réparation manifeste, dit Fournier, ne s'établit sur le chancre qu'après une période de durée variable, amais moindre de plusieurs semaines. Or, chez la plupart de nos malades, quel que fût l'âge de la plaie, on a noté dès les premières applications du médicament une amélioration sensible, aussi bien pour les chancres datant de plusieurs semaines, que dans ceux qui étaient tout à fait récents ou qui se développaient sous nos yeux par inoculation : le *seul élément qui influe sur la guérison est l'étendue de la plaie*. Une fois touchée par l'acide pyrogallique, la plaie se nettoie, prend une teinte blanchâtre ou jaunâtre; il y a là une action caustique superficielle mais si légère, que la peau avoisinante n'est jamais sérieusement atteinte.

Dans le cas où le nombre des applications dépasait deux par jour, nous avons vu une pellicule brunâtre recouvrir la plaie en partant des bords où elle ne tardait pas à former une croûte noire. Cela arrive surtout dans les chancres phagédéniques et est d'un bon pronostic. C'est par l'oxydation de l'acide pyrogallique, au contact de l'air et des sels basiques contenus dans le pus, que se forme ce bourrelet noirâtre qui sera une barrière contre le phagédénisme. A la chute de la croûte ou de la fausse membrane, on voit une plaie bourgeonnante, non virulente qui marchera rapidement vers la cicatrisation.

Pour un chancre de 0,02 centim., il faut en moyenne trois ou quatre jours avec le traitement pour obtenir une plaie saillante au-dessus du niveau de la peau, mais de dimensions égales. Alors seulement le liséré cicatriciel parti des bords, s'avance peu à peu jusqu'à recouvrir toute la plaie. Dès que commence la cicatrisation, on est en présence d'une plaie simple qu'on soignera par les procédés ordinaires.

Rien que d'ordinaire dans tout ceci, si ce n'est que le chancre parcourt plus rapidement ses périodes.

Destruction de la virulence. — Sauf dans deux cas (obs. VIII et X), et encore dans ces deux cas a-t-on employé de la poudre que nous avons lieu de croire mal appliquée, et non de la pommade, sauf ces deux cas, tous les chancres touchés par l'acide pyrogallique ont complètement perdu leur virulence dès la deuxième application d'acide et cessent d'être inoculables, ainsi que nous l'avons plusieurs fois observé. Les expériences multipliées qu'on a faites sont toutes restées négatives. L'action antivirulente de l'acide nous paraît même supérieure à celle de la pâte de Canquoin (obs. V), ce que nous attribuons à l'action antiseptique de l'acide pyrogallique.

Douleur. — Nous avons vu que l'application de pommade et même de poudre pyrogallique provoque une certaine douleur, mais cette douleur ne s'étend pas, dure fort peu de temps et offre un caractère de cuisson fort supportable : les malades s'en plaignent généralement peu, et seulement si on les interroge à ce sujet. Disons cependant que dans certains cas on a noté sa réapparition au bout d'une heure, mais cette manifestation est plus faible que la première douleur et passe souvent inaperçue, étant mise par le malade sur le compte d'autres phénomènes. En réalité, les malades tolèrent bien le médicament. A l'anus, le contact en est plus pénible qu'à la vulve : cette différence s'explique en raison de l'excessive sensibilité de la région anale, de la douleur produite par le déplissement de l'orifice et la contraction du sphincter.

Nous avons vu (obs. III) que dans les chancres mixtes les préparations exaspèrent la douleur et semblent activer la lésion syphilique.

Du nombre des applications de l'acide pyrogallique. — Nous avons vu que, quelle que soit l'étendue et la malignité apparente de l'ulcération, du moment qu'elle a été reconnue pour chancreuse, c'est toujours par de la pommade ou de la poudre à 20 pour 100 qu'on la traite. Si les petits chancres ont paru guérir plus vite, c'est que la question de temps est éminemment subordonnée à la question d'étendue. Une seule application par jour s'est généralement montrée suffisante ; si l'on est arrivé à deux, ce n'est pas la malignité du chancre qui les a nécessitées, mais la configuration des parties.

Au début des expériences on ne pouvait s'expliquer comment, de deux chancres contemporains, celui de la fourchette avait déjà disparu depuis un certain temps, lorsque celui de l'anus se modifiait à peine. C'est que la fourchette est une région naturellement disposée à fournir un réceptacle au topique, tandis que l'anus, lieu de passage des matières, ne peut conserver le topique, d'autant plus qu'on se heurte ici à la contraction d'un sphincter qui l'expulse violemment.

Ainsi il suffira d'une application par jour à la fourchette, tandis qu'il en faudra au moins deux à l'anus.

Nous avons vu que l'acide pyrogallique se comporte à la fois comme un médicament antiseptique et aussi comme un léger caustique, mais, ceci est à remarquer, son action s'épuise vite. Ce fait n'avait pas échappé à M. Vidal qui, s'exagérant sans doute cet inconvénient, conseille de terminer la cure du chancre par l'iodoforme.

Pour nous, nous croyons que cette action ne s'épuise que lorsque la virulence est complètement détruite et que nous sommes en présence d'une plaie simple, sans danger d'inoculation.

Quel est le mode d'emploi le plus avantageux et la dose que doivent contenir les préparations ?

Le peu d'observations que nous possédons sur l'emploi de la poudre pyrogallique nouvellement employée par M. Terrillon ne nous permettent pas de nous prononcer définitivement sur le mode d'administration qui convient le mieux. Cependant, ainsi qu'on a pu le voir (observation VIII et X), l'emploi de la poudre pyrogallique n'a pas toujours amené des résultats aussi complets que l'emploi de la pommade, soit que la poudre ait été mal appliquée et qu'elle n'ait pas exactement recouvert toutes tes parties malades, soit encore parce que la pâte formée par l'amidon ne sera pas restée longtemps adhérente aux parties malades. Quant à la douleur, celle produite par l'application de la poudre nous a paru à peu près équivalente à celle qu'amenait l'application de la pommade, malgré la pression sur les parties malades qu'on invoquait contre celle-ci.

Quant à la question de dose, elle nous paraît avoir été tout à fait résolue par M. Terrillon, et les résultats qu'il a obtenus depuis cinq mois en portant la dose à

20 p. 100 d'acide, sont là pour prouver qu'il n'y a nul
danger à l'élever ainsi et qu'on en retire, par contre,
de sérieux avantages.

RÉSUMÉ.

En résumé, action prompte, sûre, sans danger pour
les parties avoisinantes, destruction complète de la virulence, tels sont les principaux avantages de l'acide
pyrogallique dans le traitement de la chancrelle.

Caustique léger, en même temps que substance astringente, il offre sur le nitrate d'argent l'avantage de
modifier profondément l'ulcère, et sur les autres caustiques il a l'avantage de pouvoir être appliqué en tout
temps, quelle que soit la date et la malignité de la
lésion.

Son action, pour ainsi dire spécifique sur la virulence et la promptitude avec laquelle elle s'exerce, le
feront préférer à l'iodoforme, dont l'action est plus
lente et dont l'odeur pénétrante et désagréable incom-
mode les malades et, de plus, trahit pour ainsi dire à
distance l'affection dont ils sont atteints.

L'iodoforme, à la vérité, jouit d'une action anesthésiante parfois précieuse, mais, outre que, ainsi que
nous le voyons dans une observation publiée plus haut,
cette action n'est pas constante, la douleur produite par
l'acide pyrogallique n'est pas telle qu'elle ne puisse faire
passer par-dessus ce léger inconvénient. D'ailleurs on
a toujours la ressource de recourir aux calmants,
comme les compressions de chloral ou les piqûres de

morphine. La seule précaution que l'on **doive** prendre dans l'emploi de l'acide pyrogallique, c'est d'éviter de l'associer au savon ou à toute autre substance contenant des alcalis en présence desquels nous savons que cet acide se décompose pour donner naissance à des produits noirs indéterminés.

Paris. — A. PARENT, imprimeur de la Faculté de médecine, rue Monsieur-le-Prince, 31.
A. DAVY, successeur.

196